カリスマ薬剤師が伝授！

お気に入りドラッグストア活用術

薬選びのコツがわかる

薬剤師
寺脇 令子

Clover
クローバー出版

はじめに

私はドラッグストアで長く働いている薬剤師ですが、近年、「病院に行くと他の病気がうつりそうで怖い」「時間に余裕がなくて病院になかなか行けない」といった声を多く耳にするようになりました。

と同時に、「できれば市販の薬を使って自分で治したい」と思う方が、とても増えたと肌で感じています。

一方で、インターネットなどさまざまな情報源があるがゆえに混乱し、何が本当なのかと薬剤師に意見を求めたり、自分で健康をケアする「セルフケア」の情報を得るために来店される方も多くなりました。

実際に店頭では、こうした声をよく聞きます。

- **医者がていねいに説明してくれない**
- **薬の違いがわからない**

●この薬、本当に効くの？
●こんな噂を聞いたけどほんと？
●私の薬の使い方、これで大丈夫？
●薬がありすぎてわからない……

こうしたご相談に毎日答えているうちに、私は思うようになりました。
「この店に来られない方のお困りにも答えたい！」「ドラッグストアがただの便利な商店ではないことを知ってほしい！」「セルフケアのためにも活用してほしい！」……と。

私の薬剤師歴は、35年になります。最初は、調剤薬局で多くの処方に携わり患者様に接しました。ドラッグストアに転職してからは15年経ちましたが、この間にご相談を受けた件数は3万件を超えました。

本書は、ドラッグストアに来店するお客様の相談と向き合い続けてきた薬剤師が、長年にわたって積み重ねてきた知見をもとに、薬の選び方はもちろん、相談の仕方、セルフケアの考え方や知識などを、わかりやすくまとめたものです。

また、近年の傾向として、安全性を求めて漢方薬を使用する方が増えていますが、ドラッグストアでもさまざまな種類を購入できるようになったことを知らない方が少なくありません。そこで漢方薬について、正しい知識や選び方を知っていただきたいと考え、本書に盛り込みました。

そして、本書を活用していただくことにより、具体的には以下のようなお悩みが解決できることを想定しました。

●これまでばく然と薬を買っていた方は、自分に「最適な薬」を買えるようになる。

●薬だけ飲めばいいと思って頼っていた方は、セルフケアが重要だとわかり、薬だけに頼らなくなる。

●ドラッグストアで相談したくても、どのように話せばいいのかわからなかった方は、有効的な相談の仕方がわかり、より良い情報を得られるようになる。

●本書には、よくある病気の「風邪」から「皮膚疾患」、さらには「女性の不調」に至るまで網羅されているので、この1冊で多くのお悩みが解決できる。

「薬」という字は「楽になる草」と書きます。これは私が薬学生として大学に通っていた頃に聞いた話ですが、本当にその通りで、良くない作用やオーバードーズ（飲み過ぎ）による社会問題ばかりにフォーカスしていると、本来の「薬」の役割を忘れてしまいます。

多くの薬の開発は、それまで治らなかった病気が治ったり、生きることが難しい人が生きられるようになったり、と人類に大きく貢献してきました。

ドラッグストアでその恩恵を受けられるようになった今、「街の健康ステーション」とも言えるドラッグストアを活用しない手はありませんよね。

本書は最初から順を追って読む必要はなく、知りたいところだけ読んでいただいてもすぐに使えます。例えば、漢方薬はそれだけをまとめて書いてありますので、漢方薬のことを知りたい方はまずそこから読んでいただくと良いでしょう。

本書をきっかけに、ドラッグストアを上手に活用していただく方がひとりでも増えれば、「ドラッグストアで働く薬剤師」という仕事が大好きな私にとって、こんなにうれしいことはありません。

contents

Chapter 2

薬剤師が教える
症状別「薬の服用とセルフケア」

contents

Chapter3

薬剤師が教える
手軽に買える漢方薬の選び方と豆知識

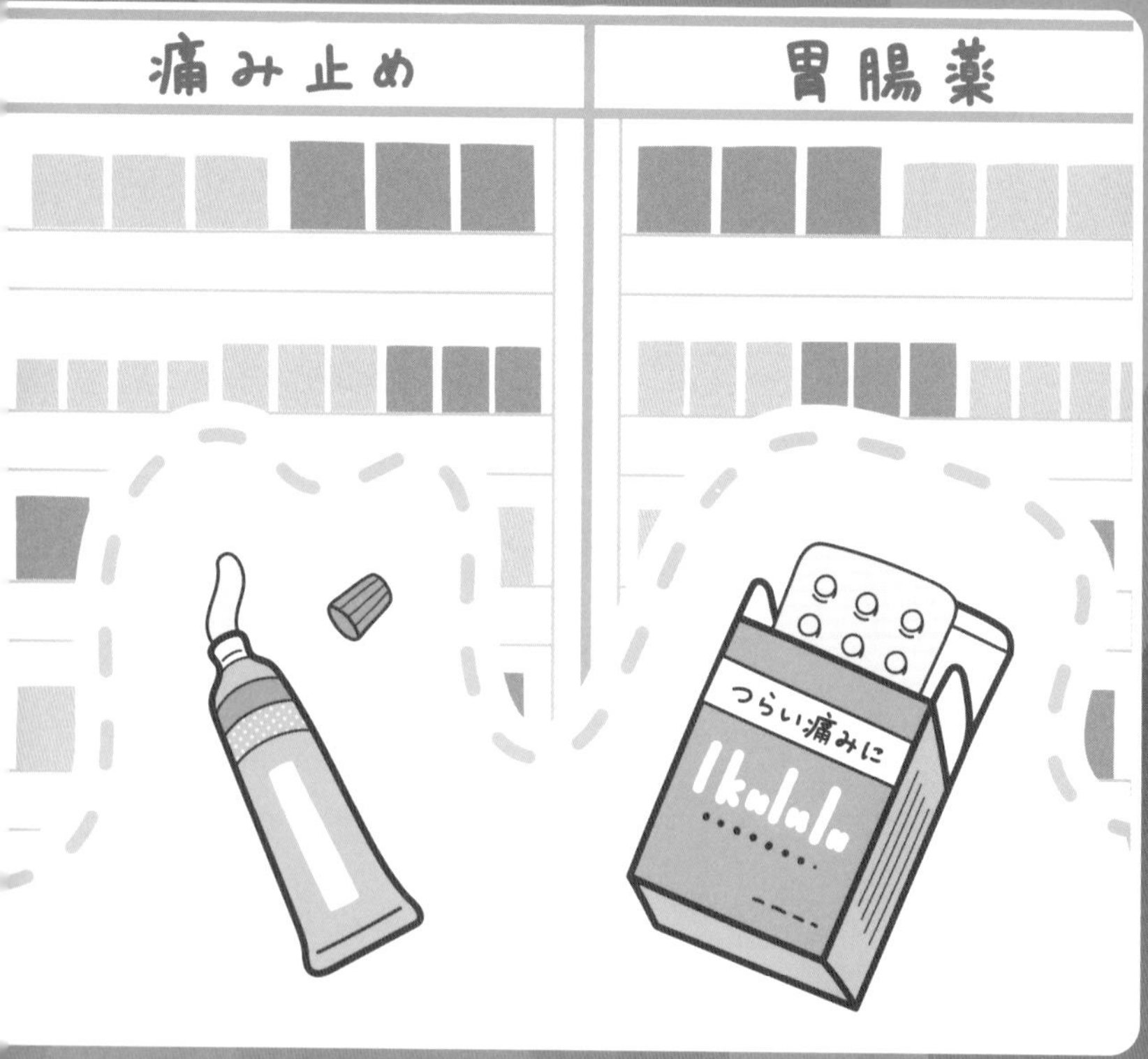

Chapter 1

何かと便利に使っているドラッグストア。
でも実は、多くの方がドラッグストアを
十分に活用できていないんです。
そこで、現役薬剤師だからわかる
上手な活用方法を伝授します。

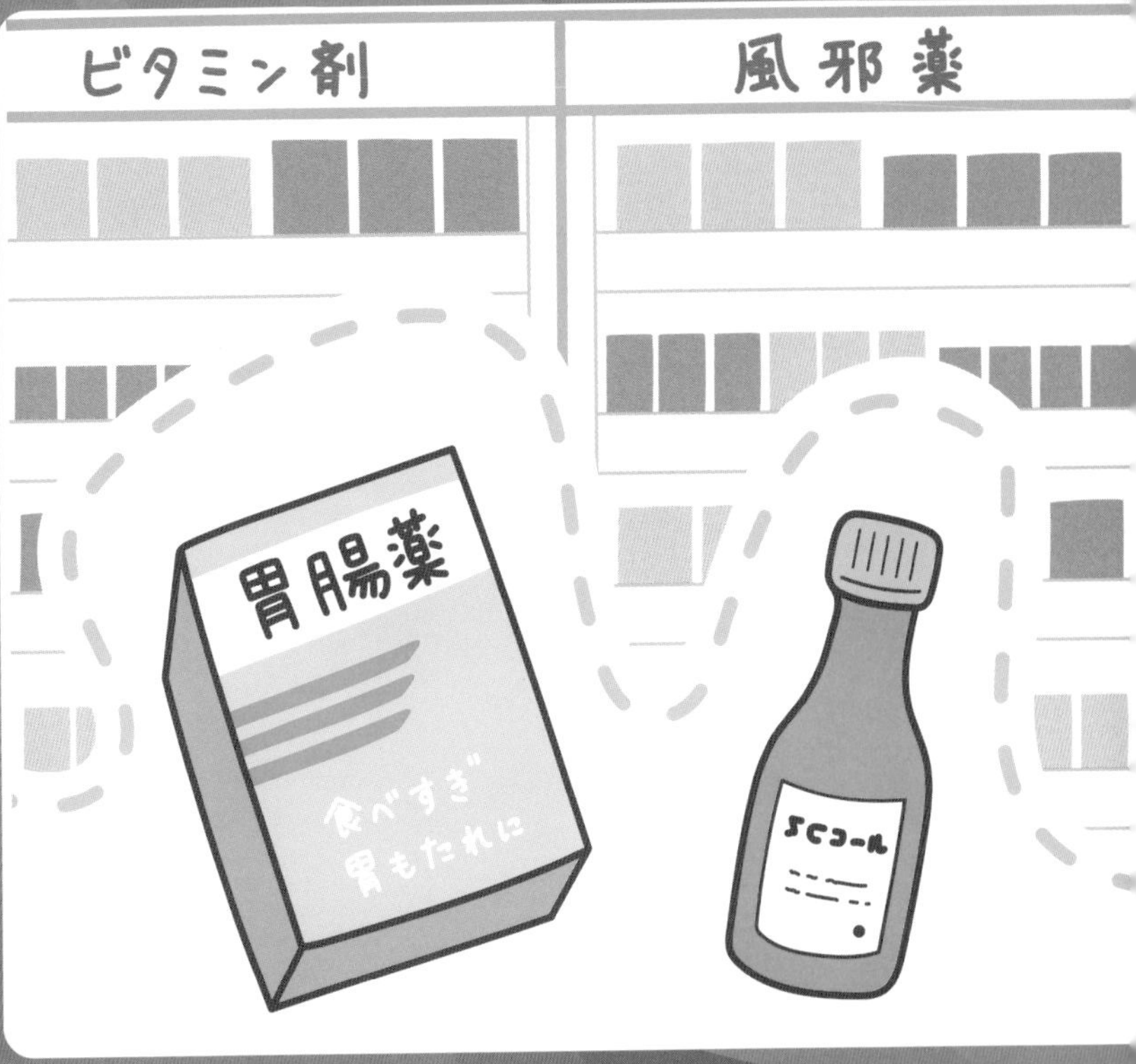

薬剤師が教える

ドラッグストアを上手に活用する方法

こんなドラッグストアもあるんです

「健康診断の結果で数値が悪かったんだけど。医者には行きたくないから、自分でできることは何かないかな」

「コレステロールが高い場合は、どういう商品がおすすめなの？」

「最近、眠れない日が多くて。薬で改善する方法はある？」……等々。

これらはみな、薬剤師である私が、13年前から勤務しているドラッグストアの店舗で実際にお客様から受けたご相談です。

もちろん多くの方が普段そうしているように、風邪薬や花粉症・胃腸の薬を求めて来店するお客様もたくさんいらっしゃいます。

でも、それだけではない。私がいるドラッグストアは、地域の方々にとって「健康ステーション」という存在になっているのです。

ドラッグストアってどんなところ？

主要都市なら駅近、郊外なら車で行きやすい大通りに、ドラッグストアはあります。毎年増え続けるドラッグストア。誰もが一度は店に入ったことがあるドラッグストアという業態。そもそも、その正体は一体何でしょう？

かつて、薬は薬剤師だけが販売できるものだった

私が薬剤師になった昭和63年には、ドラッグストアは日本にはあまり存在していませんでした。「薬店」が薬を扱い、ついでに生活用品などを販売していました。薬を販売できるのは薬剤師だけでしたから、薬剤師がいない店などなかったのです。

「薬店」だった頃は、薬はカウンター越しに相談をお受けして販売するのが普通でした。このカウンター越しというのを英語で「Over The Counter（オーバー・ザ・カウンター）」と言い、ここから「ＯＴＣ薬」という呼び名が生まれました。

それが徐々に、薬はカウンター越しではなく、相談なしで誰でも手に取れるようになり、

医師の処方せんがないと販売できない「処方せん医薬品」に対してOTC薬は「一般用医薬品」（市販薬）と呼ばれるようになります。

本来の役割は「健康ステーション」

「ドラッグストア」は、直訳すると「薬の店」。

だから当然、主な商品は薬であり、役割としては訪れる人の健康に役立つための「健康ステーション」です。それは今も変わりありません。

相談なしで誰でも手に取れるというのは便利ですが、弊害もあります。

薬を飲みすぎるオーバードーズが社会問題となり、あらためて「薬剤師や登録販売者はきちんと相談に乗って説明するように」と国から言われるようになりました。

本来の健康ステーションとしての役割が復活してきたのです。

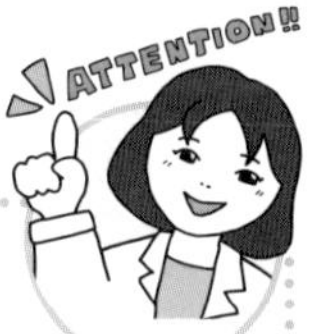

登録販売者って何をする人？

登録販売者とは「一般用医薬品の販売ができる専門資格」です。２００６年に登録販売者という資格ができてからは、登録販売者がいれば薬剤師が常駐していなくても医薬品を販売できるようになりました。

２０２４年現在、薬剤師がドラッグストアに常駐している店は、まれです。ということは、ドラッグストアでは登録販売者が薬剤師に次ぐ市販薬のスペシャリストとして見なされるということ。だから今は登録販売者が重要な役割を担っているのです。

地域の「健康ステーション」になれた理由

現在、調剤薬局併設ドラッグストアという営業形態が増えています。調剤薬局には9時

～18時、または19時などの時間帯に薬剤師がいることが多いので、登録販売者で対応できない案件の場合には薬剤師を呼びに行く、という対応がなされています。

私のように9時～18時などの長い時間ドラッグストアの店舗にいて、すぐに相談できるというのは極めて珍しいケースのようです。

私が店舗に常駐している時間は日によって違うので、地域の方々は、私がいる時間帯をご存じで、その時をめがけて相談にいらっしゃる方も少なくありません。


でも、現在の店舗で働き始めた13年前から、今のような状況だったわけではないんです。

「何でも教えてくれる薬剤師がいる」

「あのドラッグストアの薬剤師は頼りになる」

そんな口コミが広がるうち、さまざまな相談を、世代を問わず多くの方から受けるようになっていきました。私がいない時間をカバーすべく、登録販売者の質を上げる努力も続けてきたので、店舗自体もまた、「地域の健康ステーション」としての役割をしっかり果たすようになっていったのです。

もちろん、私ひとりの力ではありません。薬剤師が常駐する時間をできるだけ確保したり、勉強会を日常的に行うなど、組織の環境が整っていたからこそ実現したことです。

薬から食品まで。1つの店で相談しながら揃えられる

例えば、あなたが風邪をひいて、私が働いているドラッグストアを訪れたとします。薬売り場に行って「どれにしたらいいんだろう？」と悩んでいると、スタッフ*がお声がけをします。

「何かお探しですか？」「今日はどうされましたか？」「お話を伺いましょうか？」

すると、あなたはご自分の辛さや症状を話すでしょう。

スタッフはそれをしっかり聞いて、いくつかの薬について提案します。その中から、あなたが納得したものをお買い上げいただけます。もちろん、飲み方や、飲んだ時に困ることの例もお話しして、安心して飲んでいただけるようにします。

風邪をひいた時に必要なのは薬だけではありません。熱があれば熱を冷ます貼るシートや体温計。水分補給のためのイオン飲料や経口補水液。食欲がない時のための栄養補助食品やおかゆ、味噌汁など、必要なものはほとんど全てドラッグストアで揃います。スタッフはそれぞれの商品の選び方や必要性についてもアドバイスします。

1つの店で全て揃う。風邪をひいている時にこんなに便利なところはありませんよね。

＊薬剤師か登録販売者。

もちろん、ケガをすれば消毒薬や絆創膏、包帯もあります。そうした場合も、それぞれどれを使うとどのように良いかといったお話もして、使い方もしっかりお伝えしています。

また、ドラッグストアは具合が悪い方だけではなく、健康な方も訪れます。血圧や血糖値を測定しての健康チェック、各種相談会といった健康を維持するためのサービスも、多くのドラッグストアが取り入れています。

私も、相談カウンターで、「今は健康だが、いろいろ情報を得たい」という方ともお話しをします。特に多いのは、血液検査の結果を持ってアドバイスをして欲しいとご来店するお客様です。

一方で、普段よく来店される方から電話でご相談を受けることもあります。もう何年もお付き合いのあるお客様ですから、私としてもアドバイスしやすいのです。その方にとっては、いつでも相談できて安心できる「かかりつけドラッグストア」となっているようです。

実体験とドラッグストアの店頭で培った知識とセルフケアのノウハウ

立地、営業時間、入りやすさ、豊富な品揃え……。

ドラッグストアの特長を見ていくと、とても便利な存在だとあらためて思いませんか？

何より、急に体調が悪くなった時やケガをした時には、すぐに駆け込んで必要なものを揃えられるのがドラッグストア。私たちが生きていくうえで、病気やケガと無縁ではいられませんから、これほど必要不可欠で頼りがいのある存在はありません。

ところがもったいないことに、こうした良さが生かされていないのが現状なんです。特に私が残念に感じているのは、セルフメディケーション[*]が啓蒙されていないこと。

病気もケガも軽度なものであれば、ドラッグストアで購入する薬で治すことができるのです。そして、早い段階で対処することで、症状の悪化を防ぐことができます。

何より、仕事や子育てで忙しくて病院に行く時間がなかなか取れないという方にとっては、ドラッグストアの薬で早期に治せたら、大きな助けになるはず。そうした方々のお役に立てればという思いもあって、私の実体験や実際に接客する中で培ってきた薬の知識やセルフケアのノウハウなどを、本書を通じてお伝えしたいと考えたのです。

＊「自分自身の健康に責任を持ち、軽度な身体の不調は自分で手当てする」こと。（ＷＨＯ定義）

店舗に置かれている薬と服用の知識

皆さんは、ドラッグストアに置かれている薬やその他の商品をどれくらい想像できますか？

「薬」に限定してもさまざまな種類があり、その他、健康食品や介護用品、生理用品、食品などもあります。

左の表に並べてみると、多岐にわたっていることがわかりますよね。繰り返しになりますが、例えば風邪をひいてしまった時に必要な、

・風邪薬

ドラッグストアに置かれている薬（種類別）と主な商品一覧

	主な商品
薬	・風邪薬　・痛み止め　・酔い止め ・ビタミン剤　・鼻炎薬　・咳止め ・胃腸薬　・整腸薬　・痔の薬　・下痢止め ・便秘薬　・皮膚薬　・消毒薬　・傷薬 ・虫刺され薬　・アイケア関連（目薬など） ・外用薬（シップなど） ・栄養ドリンク剤　……など
健康食品	・各種ビタミン類　・栄養補助食品 ・ダイエット用食品　・トクホ　・健康茶 ・精力剤　……など
医療雑貨	・マスク　・包帯　・絆創膏　・ガーゼ ・オブラート　・熱対応シート ・体温計　・体重計　・血圧計　・避妊具 ・検査薬　……など
その他	・フットケア商品　・生理用品 ・ベビー用品（ベビーフード、オムツなど） ・シルバー用品（オムツ、介護用品など） ・シャンプー、トリートメント ・石鹸　・洗濯用品、台所用品　・飲料 ・乳製品　・米、パン　・調味料 ・冷凍食品　・アイス　……など

・体温計
・マスク
・熱対応シート
・水分補給のための飲料
・おかゆなどの食料
などが、全て揃うのがドラッグストアなんです。

薬の分類とリスクを知ろう

ドラッグストアに置かれている薬には分類があります。

リスクが高い＝怖い、と捉えるのではなく、有効性が高いと捉えていただくと良いでしょう。また、第2類以上の医薬品は説明を受けてから購入した方が良い、と考えてください。

以下にまとめましたので、ドラッグストアで薬を選ぶ際の参考にしていただければと思います。

●要指導医薬品：リスクが1番高い

処方薬として使われていた、または使われている薬で、一般の薬としては販売を始めたばかりの医薬品です。薬剤師の説明の義務（対面で書面にて対応）があるので、薬剤師がいないと購入できません。また、ひとり1点の購入制限があります。

要指導医薬品という分類ができたのが2014年で、それ以前は第1類医薬品のみが薬剤師の説明の義務がありました。

●第1類医薬品：リスクが2番目に高い

処方薬として使われている薬のうち、要指導医薬品として一定期間が経ったもの、または副作用などの調査が終了したものです。薬剤師の説明の義務があるので、薬剤師がいないと購入できません。

要指導医薬品という分類ができる前にすでに第1類医薬品だったものもあります。

通常、審査が通ったり一定期間が過ぎると、薬剤師の説明義務がない第2類医薬品となりますが、そうなっていないものもあります。

2024年現在、販売されていることが多い第1類医薬品は次の通りです。

・**育毛剤**：ミノキシジル
・**解熱鎮痛剤**：ロキソプロフェン
・**胃薬**：ファモチジン
・**腟カンジダ再発専用薬**：クロトリマゾール、ミコナゾールなど
・**口唇ヘルペス再発専門薬**：ビダラビン、アシクロビル
・**排卵検査薬**

●第2類医薬品：リスクが3番目に高い

薬剤師がいなくても購入可能です。薬剤師または登録販売者の説明は努力義務となっています。

●指定第2類医薬品：第2類医薬品の中でも特にリスクが高い成分を含むもの

CMなどでよく見る薬は指定第2類医薬品が多く、その成分に乱用の恐れがあるものが含まれる場合、ひとり1点の購入制限があります。

乱用の恐れがある成分　例：ジヒドロコデイン、プソイドエフェドリン、ブロムワレリ

ル尿素など

●第3類医薬品：リスクが1番低い医薬品

薬剤師・登録販売者の説明義務はありません。

例：オキシドール

●医薬部外品

医薬品との違いを簡単に言うと、化粧品と医薬品の中間のような位置づけです。医薬部外品は効能効果をうたっても良いのですが、その作用が穏やかなものを指します。

例：栄養ドリンク剤の一部、整腸剤など

●健康食品

健康食品はサプリメントとも呼ばれ、日本でもかなり一般的になりました。

医薬品との違いとしては、健康食品は効能効果をうたうことはできません。そのため、「～に効く」「～が治る」という表記はNGです。あくまでも「食品」なので、過信しないようにしましょう。

●トクホと機能性食品

トクホには、国が許可したマークが付いています。一方の機能性食品は、国の許可は必要ありません。届出をするかどうかは企業に委ねられています。

欲しい薬の相談の仕方

あなたが医療機関にかかる時、「どうしましたか?」と尋ねられたら、経過や今の状態など、できるだけ詳しく話をしますよね。ドラッグストアに来る際も、それと同様にできるだけ詳しい情報を教えてほしいのです。そうすれば自分の症状や悩みに合ったお薬の提案をスムーズに受け取っていただけます。

「医者に行かずに不調を治したい」「自分の症状に合う商品を手に入れたい」ならば、ぜひ次の情報を伝えてください。それがドラッグストアを最大限有効に活用することにつながります。

①誰のことか（Ｗｈｏ）

ご相談に来られた時、私たちはあなたの顔色や様子を見ます。時として、それによって選ぶ薬を変える必要があるからです。ですからその不調を抱えているのがあなた自身ではなく家族や友人の話なら、どうか先に教えてください。

特に子どもの薬をお求めの場合は、何歳かを教えていただく必要があります。薬には年齢によって飲めるもの・飲めないものがあるからです。

②いつか、いつからか（Ｗｈｅｎ）

その症状はいつから始まったのかによって、薬の種類が変わってきます。例えば、今日急に具合が悪くなったなら急性の症状に対応できるもの、もう1ヶ月も繰り返しているのなら慢性症状を治すものが必要になります。

また、「こういう時に出る」なども教えてください。それによって飲むタイミングや薬・セルフケアのアドバイス内容が変わります。これらの情報はドラッグストアでは対処できず、医者にかかる必要があるのかどうかの判断材料にもなるので、特になかなか治らない症状の場合には詳しく教えてくださいね。ドラッグストアでは近隣の医療機関のご案内も積極的に行っています。

③どのような症状か（Ｗｈａｔ）

自分のご相談はもちろん、そうではない時には特に、詳しい症状を伝えてください。症状によっては全く違う薬を選ぶ必要が出てきます。本人が外出できない、忙しいなどで「頼まれてきたから」とおっしゃる方が意外と多く、適切な商品を選ぶのが難しいことがあります。

症状によって欲しい情報が異なるため、それについては、Ｃｈａｐｔｅｒ２『薬剤師が教える「症状別　薬の服用とセルフケア」』に書いておきました。それを参考にメモなどを持ってご来店いただくと本当に助かります。

④自分で対処したかどうか（Ｈｏｗ）

「家にあった薬を飲んだ」「以前医師にかかっていた」など、それまでに自分で行った対処の内容を伝えてください。特に市販の薬で対処したり、他のドラッグストアですすめられた薬を飲んだり使ったりした場合、その商品が効かなかったのに同じ薬をおすすめしてしまう可能性があります。

また、欲しい商品がそのドラッグストアでしか扱っていない「専売品」（ＰＢ＝プライベートブランド品など）のことがあり、その場合は商品名が違っても成分が同じ、または、ほぼ同じ商品をご用意できることがほとんどなので、箱や商品本体または写真をお持ちいただければ、ご希望を叶えられます。

⑤お薬手帳を最初に見せる

お薬手帳にはたくさんの情報が載っています。アレルギーはあるか、持病はあるか、最近医者に行ったか、今使っている薬は何か、などです。

特にご高齢の方や持病のある方にとって、お薬手帳は「命を守る情報の塊《かたまり》」と言っても過言ではないでしょう。その情報を伝えずに相談されると、最悪あなたの健康を害することが出てきてしまいます。例えば本当は血圧の薬を飲んでいるのに伝えていただけず、飲んではいけない薬を案内してしまうと、血圧が上がったり飲んでいる薬の邪魔をしたりしてしまいます。

お薬手帳は常に持参し、自分の身を守ってください。水戸黄門の印籠のように最後に出したりせず、最初から見せてくださいね。Chapter2『薬剤師が教える「症状別薬の服用とセルフケア」』では、各症状別に「相談の仕方」を詳しく記載しているので、ぜひとも活用してみてください。

正しい薬の飲み方

薬にはさまざまな「剤型〜かたち」があります。ここでは、それぞれの注意点と飲み方について、わかりやすくまとめました。

「剤型〜かたち」別　飲み方の注意点

1　錠剤

基本的に、7歳以上であれば飲むことができます。

飲む個数は薬によって「1回に1〜4錠くらい」までありますが、共通している注意点は、「コップ1杯以上の水で飲むこと」です。

よくある質問で「お茶で飲んでも良いか」「スポーツドリンクで飲んでも良いか」「ドリンク剤で飲んでも良いか」というものがあります。これは全てにお答えするときりがないので、「基本は水」「白湯はもちろんＯＫ」としてください。なぜなら、薬を開発・研究する際には水に溶かして試験をするからです。ということは、水または白湯でしか「正しい結果～効果が出ない」という意味にもなります。

温度に関して厳密な決まりはありませんが、氷水や、沸かしたての熱々のお湯は避けましょう。それを踏まえて、常識の範囲内でお願いしますね。

また、錠剤が苦手な方は粉薬をおすすめしますが、逆に粉は苦手という方・飲み込み力が弱い方もいます。そのような方は後述する「ゼリー状オブラート」を活用するのがおすすめです。

2 粉薬類

成分にもよりますが、幼い子どもから飲めるものもあります。

ほとんどの薬の大人量が「1回に1袋（包）」で、子どもは半分や3分の1となることが多いです。

こちらも「コップ1杯以上の水で飲む」が基本です。薬を先に口に入れてから水を飲む、水を先に口に入れる。どちらでもOKです。口の中に残ってしまった薬は飲みきるようにしましょう。

粉の粒の大きさは「粉薬＜細粒＜顆粒」となります。箱書きで確認してくださいね。

3　カプセル剤

成分にもよりますが、市販薬は7歳以上からとなっているものがほとんどです。注意点は錠剤と同じです。

ちなみに、カプセルを開けて飲むのはやめましょう。とても苦くて飲みにくいなど、わざわざカプセル剤にしている理由があるからです。苦い粉を市販の空のカプセルに詰めて飲むのとはわけが違います。これについては後述しますね。

4　シロップ（液剤）

生後3ヶ月からの子ども用・大人用どちらもあります。

シロップは水に薄めたりせず、そのまま飲みます。商品に付属しているコップを使って必要量を測りましょう。ごくたまに1回1本というシロップもあります。

注意点としては、勝手に量を増やしたり減らしたりしないということ。また、子ども用のシロップを大人が一気飲みするなど、間違った飲み方は絶対にしないでくださいね。

5　チュアブル剤

3歳以上の子ども用、大人用があります。

ゼリー状オブラートの使い方

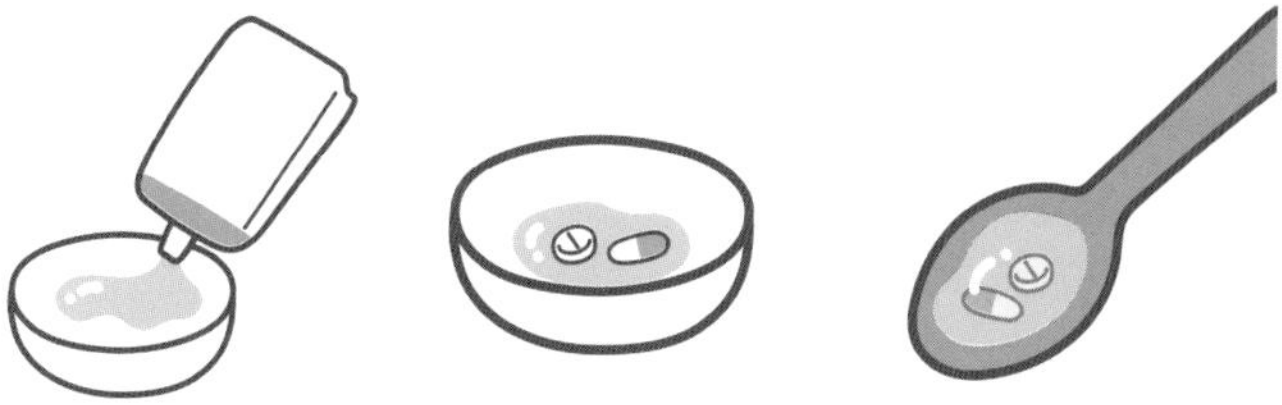

❶スプーンや小さい容器にゼリーを入れる

❷薬をその上に載せる

❸薬をゼリーで包むようにしてから口に入れる

※スプーンなどで混ぜてしまうと、味が苦いままだったり飲み込みにくくなるので、気をつけましょう。

チュアブルとは「噛める」という意味の英語ですので、ガリガリと噛んでの服用が可能ですが、噛まなくても口の中で溶けます。

また、ラムネ味、オレンジ味などの味が付いています。水なしでも飲めますが、身体に吸収させるという意味で、後から水を飲むとより良いでしょう。

6 フィルム剤

意外と知られていませんが、薄いフィルムタイプのもので、すぐに口の中で溶けます。こちらも後で水を飲むと、より良いでしょう。

7 坐薬
(子ども用解熱剤、大人用痔の薬など)

「座薬」と書けば「座って飲んだ」という笑

い話があるほど、勘違いされやすい剤型です。坐薬は肛門に入れる薬で、胃腸を介さないため、胃粘膜への負担がかからずに症状を鎮める、とても優秀な剤型です。早く効くので解熱剤や痔の薬として重宝します。

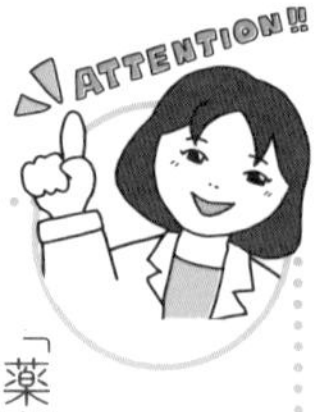

ドラッグデリバリーシステム（DDS）

「薬をいかに効率よく効果的に身体に運ぶか」という意味のドラッグデリバリーシステムは、進化し続けています。市販薬もその恩恵を受けているのです。

カプセル剤の項でお話ししましたが、カプセル剤は、「苦い薬をただカプセルに詰めたもの」ではありません。元々はそのような理由で使われていたカプセル剤ですが、今は違い、絶妙な材質と大きさでできており、身体に入って徐々に溶ける薬や、すぐに溶ける薬が混ざっている場合もあります。カプセル剤になっている薬には「持続性」と書いてあることがほとんどです。それは本当に持続性なのです。薬が身体に入ったらいっぺんに溶けるのではなく、時間差で溶けるようになっているんです。

また、チュアブル剤・フィルム剤は、飲んだ薬を胃の中で溶かす、という手間を省いています。いかに溶けやすく、いかに吸収されやすくできるか、各製薬会社が開発・研究を繰り返した結果できた素晴らしい剤型です。

皆さん、「早く効く」薬を欲しがりますよね。ここで「効果の出の速さ」を比較しておきましょう。ここでは坐薬は省きます。早い順に、フィルム剤、シロップ剤、チュアブル剤、カプセル剤、錠剤となります。

飲む回数とタイミング

●1日3回の場合、最低4時間は空ける

市販薬のほとんどは1日3回、または2回飲むものです。まれに「1日6回まで大丈夫」というものもあります。

1日3回の薬は最低4時間、2回の薬は8時間空けてください。6回というのは例えば咳止めのシロップ剤ですが、この場合は「4時間空けて」と書いてあります。

●必ず1日3回飲まなければいけない？

「咳がたまにしか出ないのだけど、1日3回飲まなきゃダメ？」と、聞かれることがよくあります。これについては詳しい聞き取りが必要ですが、たまに出る咳は、例えば緊張して出る咳、喉が乾燥しているために出る咳などが考えられます。その場合は、薬を飲む必要がないことがほとんどです。

しっかり止めないと辛い場合は、もちろん薬を飲むことをおすすめします。飲む際は、箱に書いてある用法・容量を守って飲みましょう。

また、昼間に飲むと眠くなって困るという場合は、眠気の出ない薬か漢方薬を試してみましょう。

寝ている時に出て困る場合も箱書きの通りに飲んでおくことで、夜中の辛さを防げます。

また、やはりよく聞かれるのが「風邪薬は楽になったらやめてもいいよね？」です。これはその通りで、市販薬は対症療法と言って症状を緩和させることが目的。ですからもう症状がないのに飲み続ける方が良くないのです。

逆に1箱（だいたい4日分くらい）飲んで治らない風邪は、医療機関にかかる方が良いでしょう。または風邪薬の種類を変えましょう。

●食後？　食前？　食間？

①食後

市販薬のほとんどは「食後」と書いてあり、熱があるのに、または咳がひどいのに「食事まで待たなくちゃ！」と辛さを我慢する方が多いかと思います。でも実は、「食後」というのはそこまで厳密な理由はないのです（※後述する胃腸薬は除きます）。

医師が使う処方薬には、確かに「食後でなければいけない」、逆に「食事をしてはいけない」という薬がありますが、市販薬にそこまでの薬はありません。

ただ、市販薬とはいえ、胃に負担がかかるものや眠気を起こすものもありますので、全くの空腹時よりは何か口に入れてからの方が良いことが多いです。「何か口に入れてから」の「何か」については、私は牛乳などの乳製品をおすすめしています。胃に膜を作って守り、負担を減らすからです。お菓子やジュースでも良いので、何か口に入れてから飲むと良いでしょう。特に痛み止め・酔い止めは食事を待っている場合ではありません。

②食前

食前に飲む薬の代表は胃腸薬で、食前に飲むことで胃の働きを良くしておき、食べ物が胃に入ってきた時にうまく消化できるようにします。逆に食後に飲む胃腸薬は、消化剤に消化を助けてもらうために飲みます。食べ過ぎた、飲みすぎたと思ったら食後に飲んでおきましょう。

③食間

これも、「食事をしている間に飲む」と勘違いされる方がいます。そうではなく、食事と食事の間の意味の食間です。食後3時間とか言われますが、ライフスタイルがこれに合わない方もいますよね。その場合は「食事と食事の間」で大丈夫です。朝ご飯が8時。昼食が11時なら、9時とか10時で良いんですよ。だいたいで大丈夫です。

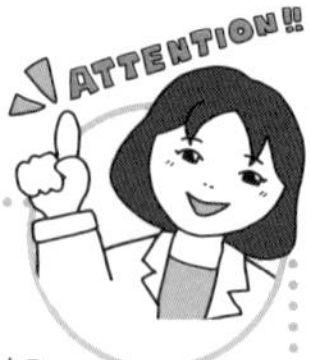

朝起きぬけの「おえっ」を防ぐには？

朝起きぬけに「おえっ」と吐き気が出る方もいますよね。この吐き気の原因は胃酸の出すぎであることが多いです。こうした症状の場合は、夕食後または寝る前に胃腸薬を飲むと良いです。胃酸は寝ている間に出やすくなるので、寝る前・夜のうちに飲んでおくことが朝の「おえっ」を防ぎます。

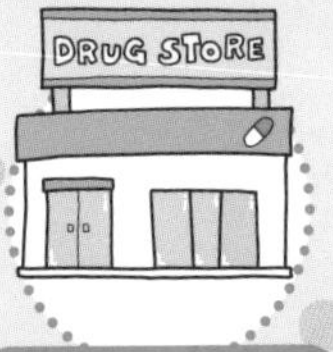

薬剤師がいないと買えない薬もある

知っ得COLUMN

ドラッグストアに行って薬の箱の裏書を見てもらうとわかるのですが、「次の人は服用前に医師、薬剤師又は登録販売者に相談してください」と書かれています。これは、登録販売者が一般用医薬品については薬剤師に次ぐ知識を持ち、それゆえの責任もあることを示しています。

だから登録販売者には資格取得後も研修が義務づけられているのですが、これはあくまでも座学なので、私が勤める店舗では私が独自に現場で対応できるような教育を施しています。薬剤師の私が不在でもお客様が安心して相談できるようなプロフェッショナルを育ててきました。

昨今、「ドラッグストアでは薬の説明をしてもらえない」という世論があるようで驚きました。専門家としての役割がますます重要になってきているのを肌で感じますね。

それでも、薬剤師がいるからこそ買える医薬品があります。「店舗に置かれている薬と服用の知識」のところでお伝えした「要指導医薬品」「第1類医薬品」と呼ばれる商品で、他の商品に比べてリスクが高く、薬剤師の説明を必要とする商品です。これらは調剤薬局で販売されていることも多いですが、ほとんどの調剤薬局は日曜・祝日に薬剤師がおらず、急な医薬品購入のご要望に応えられないのが現状です。

私はなるべく休日なども店頭にいることが多いのですが、第1類医薬品を探してきたお客様に「やっと買えたよ」と言われることが多いです。都市部ではそのようなことはないのでしょうけれど、郊外店では薬剤師不足も相まってこのような状況にならざるをえません。このような事情から、よく使う薬はあらかじめ購入しておくと良いでしょう。第1類医薬品は代理購入も可能です（※店舗により商品構成は異なります）。

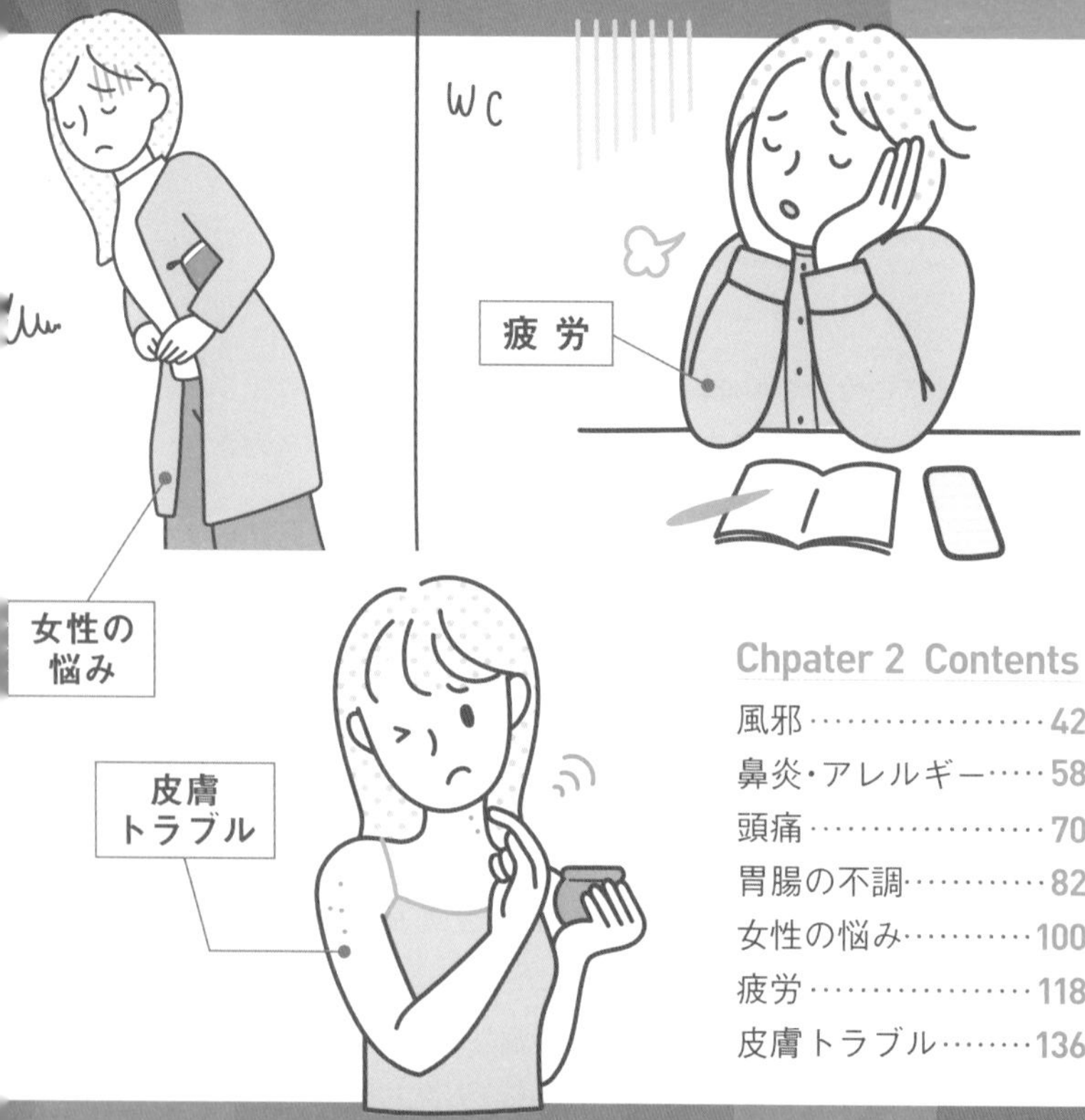

Chpater 2 Contents

Chapter 2

来店するお客様の相談で多いのが、
ここで取り上げる7つの症状です。
これらの症状について、最適な薬を
選ぶポイントやセルフケアなど、
知りたい情報をまとめてお伝えします。

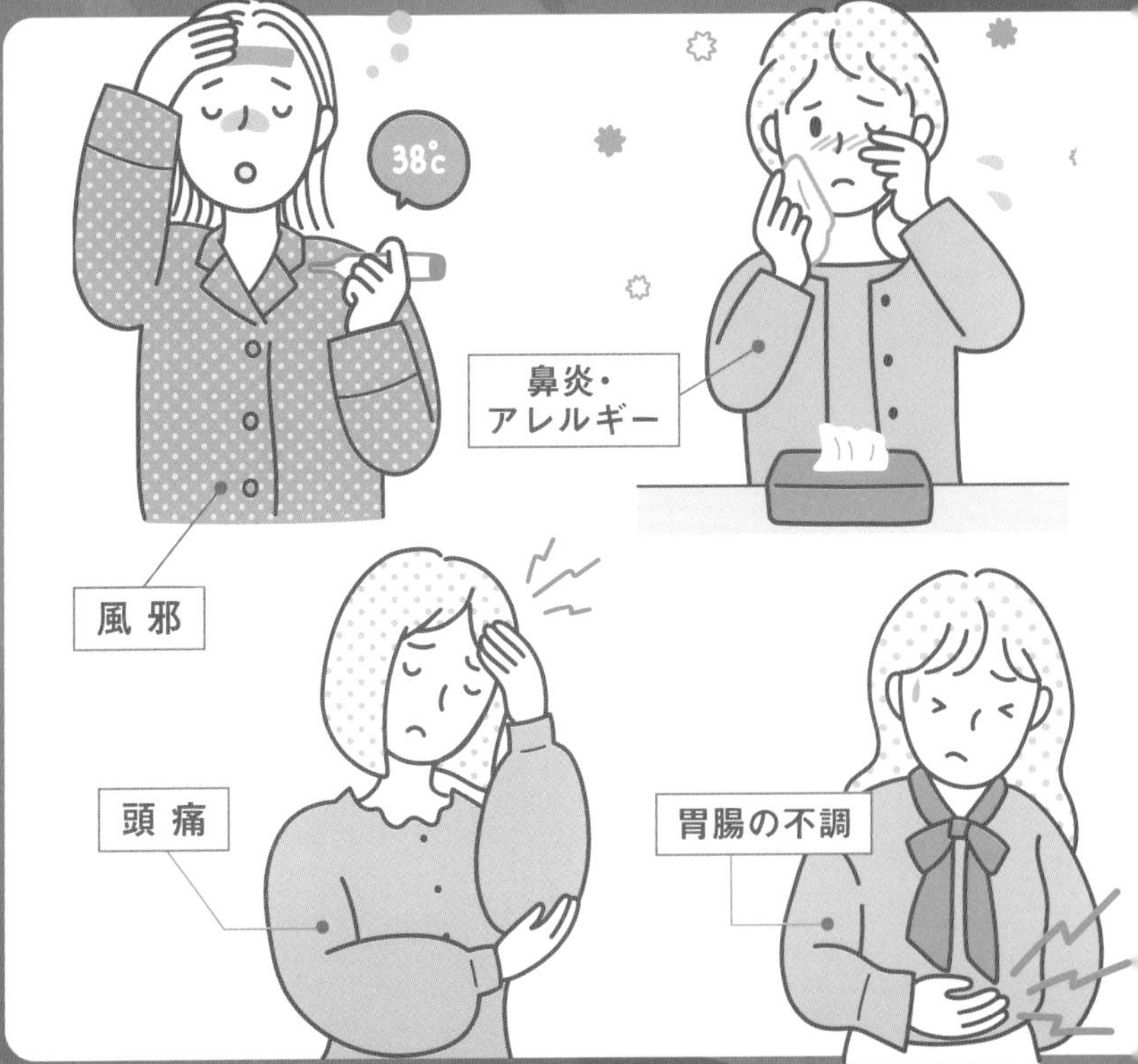
38℃
鼻炎・
アレルギー
風邪
頭痛
胃腸の不調

薬剤師が教える

症状別「薬の服用とセルフケア」

風邪

cold

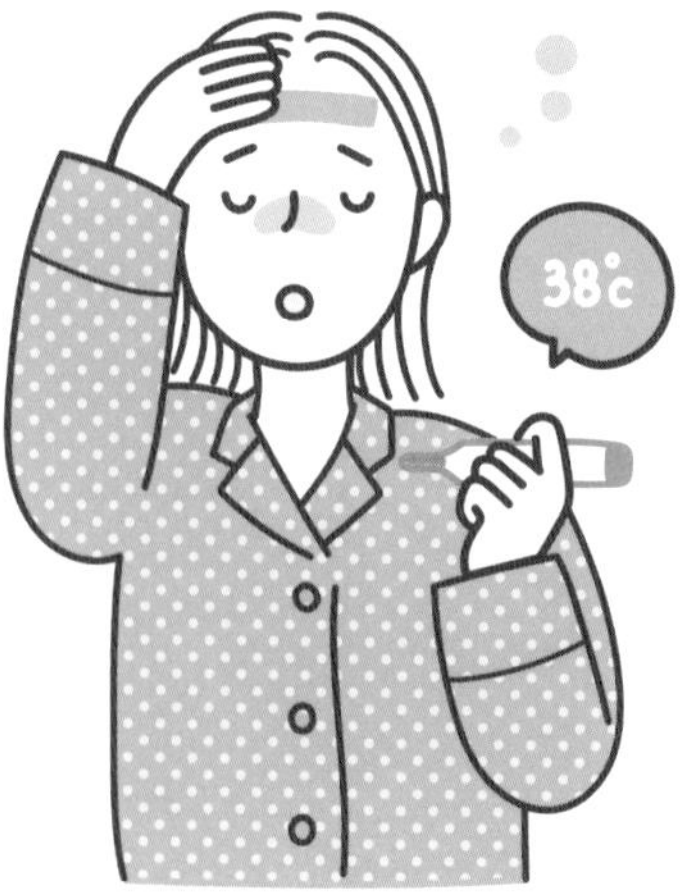

ドラッグストアで、1年中多くご相談いただくのが風邪です。なぜなら、「風邪くらいで医者に行くのはねえ……」と多くの方が思っているからです。

風邪薬のCMを見たことがない方はいないと思います。風邪薬はCMを放送すれば飛ぶように売れることも多いので、各メーカーが力を入れているのです。

とはいえ、CMに出ているのは、市場にある薬のほんの一部。あなたが知らない風邪薬が世の中にはたくさんあります。風邪薬を選ぶのは難しいからこそ、ぜひ私たちドラッグストアのスタッフを頼ってください。

スタッフへの相談の仕方

熱・咳・鼻・喉のチェック

熱 ある？／ない？　何度？　ずっと続いているの？
今ちょっと熱っぽいだけ？

咳 いつ出る？　たんは絡んでいる？　乾いた咳？
出たら止まらない？

鼻 くしゃみだけ？　鼻水がたらたら？
鼻が詰まって苦しい？

喉 いがらっぽいだけ？　ちょっと痛い？
唾を飲み込んでも痛い？　声は枯れている？

年齢も伝える

誤飲を防ぐため錠剤が飲めるのは7歳以上
（まれに5歳以上と書かれているものは、小粒の錠剤のためOK）

※イブプロフェン：15歳未満は飲んではいけない。リン酸コデイン・リン酸ジヒドロコデイン：12歳未満は飲んではいけない。

眠くなる薬を選ぶか判断

- 「くしゃみ、鼻水、鼻づまり」の薬には、眠気の出やすい成分が配合されている
- 運転する、機械操作などがある場合は避ける

※眠気の出やすい成分の強さ比較
2つ以上鼻の薬が入っているもの＞
ジフェンヒドラミン＞マレイン酸クロルフェニラミン

セルフケア

- ☑仕事を休む、寝るなどして休養をとる
- ☑高熱の時以外は体を温める
  ※日本の感染症法では38℃以上と定義されています。
- ☑水、カフェインの入っていない麦茶や番茶、イオン飲料などの水分を摂る
- ☑栄養価が高く消化の良いもので栄養を摂る

咳は止めた方が良い？

咳は「異物を排除する」ための身体の反応です。喉周りは、ある意味「関所」です。ウィルスや菌がここをやすやすと通れないように、喉周りは防御を頑張ります。その1つが「咳」なのです。やたらと止めてしまうのは、関所の仕事を邪魔することになるんですよね。だから、できるだけ「咳は止めない」方が良いのです。「咳が出る→咳止めを飲む」という考え方を見直しましょう。

咳を止める薬は身体に負担がかかるものが多いということも、咳止めはやたらと飲まない方が良い理由の1つです。例えば、心臓に負担がかかったり喘息が悪化したり、便秘になりやすい薬があるからです。ドラッグストアで薬を探す際、心臓の持病がある、喘息もち、便秘になりやすいという方はスタッフに申し出てくださいね。ちなみに、身体に負担がかからない咳止めの成分としては、デキストロメトルファン、チペピジンヒベンズ酸塩があります。

どうしても咳が気になる場合

そうは言っても咳止めを飲まないと咳が止まらないと思うかもしれませんが、痰がからんでいる場合、痰の薬（去痰薬）を飲むだけで治まることもあります。他には、水を飲むだけで治まる咳もあるので、まずは試してみてはいかがでしょう。

ですが、なるべくなら咳止めを飲まない方が良いと言っても、咳をすると人目が気になるという方もいますよね。会議中、電車内などもそうです。

そんな時は、持ち歩ける飴、トローチ、喉スプレーが重宝します。特に、水なしで飲めるものが便利です。

こんな時は咳止めの出番

咳が長引いてしまうと、風邪と戦う体力が奪われてしまいます。こんな時にこそ、咳止めの出番。

咳止めの薬は「咳を止めて！」と脳に命令するものがほとんどで、飲み続けることにより継続的に咳を抑えられます。1日3回以上飲むのが難しい場合には、1日2回のものを選びましょう。

また、アレルギー性の咳に対応するため、咳止めの薬は鼻症状にも効く成分が含まれていることが多いです。薬を選ぶ時には眠気も配慮してください。漢方薬なら眠気の心配もありません。

日本人は「強い咳止め」を求める傾向にありますが、強い咳止めには乱用の恐れがある成分（リン酸コデイン、リン酸ジヒドロコデイン）が含まれているので、注意してください。

その他、止めた方が良い咳

他に止めた方が良い咳は、痰がからんで辛い場合、息が苦しい場合、咳をする度に胸が痛む場合です。

去痰剤という痰のからみを取る薬は、飲むと痰が増える感じがありますが、それでいいのです。痰と一緒にばい菌を排除できます。痰に色が付いていたら、それはばい菌の残骸と思って良いでしょう。

息が苦しい場合には、軽い気管支拡張剤が入った咳止めの薬があるので、スタッフに聞

咳止めに使われる主な成分

咳止めの代表的な成分と強さ	リン酸コデイン ＞ リン酸ジヒドロコデイン ＞ チペピジンヒベンズ酸塩 ＞ デキストロメトルファン
痰に効く代表的な成分	Lカルボシステイン・ブロムヘキシン

いてくださいね。漢方薬にも気管支を拡張したり炎症を取るものがあるなど、かなり使えます。また、咳をする度に胸が痛む場合には、軽い湿布を胸に貼るのもおすすめです。

咳が3週間以上続く場合は、医療機関に相談した方が良いでしょう。なぜなら、ドラッグストアにはそれに対応する薬は売っていないからです。たかが咳と侮るなかれ。悪化すると命に関わることもあります。咳に血が混じる、息を吸いにくい、吐きにくい場合はなるべく早く呼吸器の専門医を受診しましょう。

熱との付き合い方

喉周りが関所なら、熱は戦いの前線です。ほとんどのウィルスや菌は熱に弱く、だから身体は熱を出すことで敵と戦おうとします。また、ある程度の熱は自分の免疫力を働らかせるために必要です。微熱（37度台の熱）がこれにあたります。

微熱は下げない、下がってもまた上がる

多くの方は微熱が出た時に「熱が出た！　下げなくちゃ！」と思うようですが、これは勘違いです。微熱が伝えているサインは2つあり、1つは「今は外敵と戦っているよ」、もう1つは「炎症が起きてるよ」です。そのようにして身体は、自分たちは頑張っていると伝えたいわけですから、微熱は無理矢理下げない方が良いのです。

また、いわゆる解熱剤は、微熱を下げるためのものではありません。「え？　解熱剤なのに？」と思うでしょうが、そもそも解熱剤のターゲットは38度以上です。それより低い熱は下げない方が良いし、解熱剤では下がらないと知っておきましょう（注：熱性けいれんを起こしやすい場合を除く）。

いっとき「下がった！」と思ってもまた上がることが多いのは、それが必要な熱だからです。これを繰り返していると体力を奪われ、風邪と戦うことができなくなれば長引いてしまいます。こういった理由から、私は微熱には解熱剤をすすめません。

喉の薬

痛み止め	ロキソプロフェン、イブプロフェン、アセトアミノフェン
炎症止めの飲み薬	トラネキサム酸（血液サラサラの薬を処方されて飲んでいる人は医師に相談する） グリチルリチン酸
炎症を抑えるうがい薬、喉スプレー、トローチ	アズレンスルホン酸ナトリウム
殺菌作用のある成分	ヨウ素、CPC（セチルピリジウム）

「じゃあ、微熱はどうしたら良いの？」と思われますよね。これについてはChapter3「薬剤師が教える　手軽に買える漢方薬の選び方と豆知識」に書いておきます。

喉が腫れている時、痛い時の微熱

喉が腫れていると微熱が出ることが多いです。喉の腫れに使うのは、痛み止めと炎症止めの飲み薬ですから、これらが配合された風邪薬を選ぶと良いでしょう。炎症止めだけの薬もあります。なるべく早く炎症止めの薬を使うことで風邪が治るまでの期間を短くできます。

なかなか良くならない場合には炎症を

抑えるうがい薬や喉スプレー、トローチを併せて使うと楽になります。

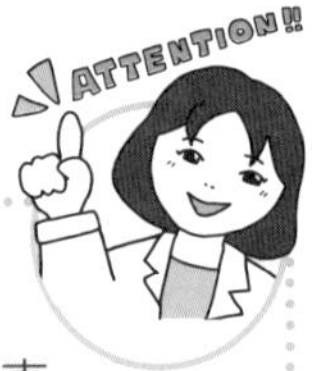

解熱剤は身体を冷やす

東洋医学的には、石油由来の薬は身体を冷やして免疫力を下げます。漢方薬以外のほとんどの薬は石油から化学合成されてできています。

もしもあなたが「解熱剤をいくら飲んでも熱が下がらない」と困った時は、一旦解熱剤を止めて、水分を充分に摂り身体を温めるようにすると汗をかいて熱が下がってきます。身体を温める漢方薬を使うとなお良いでしょう。

くしゃみ、鼻水、鼻づまり

風邪の症状の1つに「くしゃみ」「鼻水」が挙げられますが、これも身体の防御システムの1つで、くしゃみや鼻水と一緒に異物を追い出しているのです。

ですから、くしゃみ・鼻水も咳と同様止めない方が良いのですが、風邪薬にはくしゃみ・鼻水を止める成分が入っていることがほとんどです。

風邪薬に使われる鼻の成分

クロルフェニラミンマレイン酸、ジフェンヒドラミン、ヨウ化イソプロパミド、ベラドンナ総アルカロイド、ジフェニルピラリン

これらの成分には眠くなったり口が渇くといった好ましくない作用もあるため、車の運転や機械の操作をしないようにと箱に書かれています。ですから私は昼間に車の運転をされる方には漢方薬をおすすめすることがほとんどです。

「どれが一番効くの？」と質問されることが多いのですが、鼻の成分が何種類入っているか、その配合量である程度推測することができます。ただし、配合量が多い、複数の成分が入っていることは、すなわち好ましくない症状が出る可能性も高いということになりますので、注意が必要です。


鼻づまりはある程度時間が経った風邪の症状として出ることが多いです。これには去痰

薬でもあるカルボシステインが良い仕事をしますので、鼻づまりが辛い時はこれが入っているものを選ぶと良いでしょう。

鼻水の原因が風邪か花粉症か迷うケース

「鼻症状の原因が風邪か花粉かわからない」というご相談をよく受けますが、私はまずは風邪薬を飲んでみるようにお話しします。ときどき同時に症状が出て辛そうな方を見かけますが、風邪をひくと花粉症の症状がひどくなる方が多いです。

その場合でも「まずは風邪を治してから花粉症の対処をしましょう」とお伝えしています。すでに花粉症の薬を飲んでいるなら、風邪薬に切り替える方が良いでしょう。

なお、眠くなる成分の入った風邪薬を飲みたくない、という方には漢方薬をおすすめしています。

鼻水の色や状態をチェックしよう

鼻水の色や状態は、その時の身体の様子を私たちに伝えてくれる大事なチェックポイントです。

病気の診断は医師に委ねることとなりますが、ある程度の目安を知っておくことは自分の身体を知るという意味でも大事です。

薄いタラタラ垂れる鼻水は風邪なら初期、または花粉症などのアレルギーかな？　と考えましょう。ラーメンを食べると鼻水が出る、寒いと鼻水が出るという場合の鼻水もこの状態ですね。

それがドロっとしてきたら風邪を引き込んでしまったかな？　と考えられます。さらに黄色い色が付いてきたら、それはウイルスやばい菌の残骸。そろそろ治るのかな？　と思っても良いでしょう。ただし、1週間経っても色が付いた鼻水が出て治らない場合は、風邪とは別の感染症や、風邪をこじらせて「副鼻腔炎（蓄膿症）」になっているかもしれないので、耳鼻科で診てもらいましょう。ばい菌をやっつける抗生物質などを処方してくれます。

セルフケア

風邪をひいた時のセルフケアは、いかに自分の免疫細胞を正常に働かせるかに尽きます。私たちの免疫細胞は優秀で、それを邪魔せずに、その働きを応援するケアをすることが、風邪を長引かせないことにつながります。

1　休養する

仕事を休む、寝るなどして休養を取りましょう。風邪と戦うのには相応の体力が必要です。他に体力を使っている場合ではありません。

風邪が長引く方のほとんどが、風邪のひき始めの初期段階で休養せずに、無理をした方です。現代人は忙しく、風邪くらいで休んでいられないと思う気持ちもよくわかりますが、早く元気に仕事に戻れる方が良いですよね？

そのためのセルフケアなのです。

2　身体は基本的には温める

よほどの高熱以外は温めます。服を着込む、貼るカイロや電気毛布などで外側から温める他、身体の中からも温めるために生姜やシナモンを摂ったり温かい物を食べたりしましょう。

イオン飲料も電子レンジなどで温めるとなお良いです。身体が温まる栄養ドリンクを飲む、お湯で割って飲むなども良いですね。

カイロを貼るのは「肩甲骨の間」

風邪は「風」の「邪」と書きます。ふうじゃと読むのですが、ふうじゃは首根っこからヒュッ！　と入ってきます。そのため「風邪の予防にはマフラーやスカーフをして首を冷やさないように」とは昔からよく言われること。

風邪が入ってしまっても、カイロなどで温めてそこより深く入らないようにすれば、寒気も止まり、風邪を引き込んだりしません。

3　水分を摂る

水分を多めに摂りましょう。身体の中の水分が足りずに汗をかけず、熱が下がらないということもあります。薬を使わずに水分だけで熱が下がったり、咳が治まるなど、水分は重要な役割を担います。

温度ですが、高熱のある時以外は常温か温めたものが良いでしょう。経口補水液は高熱や下痢、嘔吐を繰り返す時に飲みましょう。それ以外は普通の水、カフェインの入っていない麦茶や番茶、イオン飲料で十分です。

4　栄養を摂る

風邪と戦う体力をキープするために、食べることも大切です。栄養価が高く消化の良いものを、意識して摂りましょう。水分と栄養を同時に摂れる味噌汁、スープや鍋料理、喉越しの良いプリンや卵豆腐、熱のだるさを取るバナナ、喉が痛い時にはゼリー飲料などが特におすすめです。

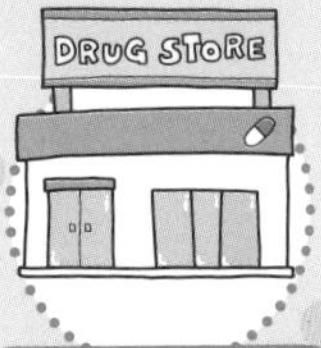

知っ得COLUMN

総合感冒薬は優秀

以前から総合感冒薬は医療従事者に評判が良くありません。実は私も、一般用医薬品について勉強し始めた時には、総合感冒薬を毛嫌いしていました。総合感冒薬には多くの成分が入っているため、必要のない成分まで一緒に身体に入れてしまうのは、いかがなものかと考えていたからです。

ですが、長年総合感冒薬を販売し続けてきて、風邪を悪化させずにすんだという感謝の言葉をたくさんいただくようになり、考えが変わってきました。

総合感冒薬は「風邪の諸症状の緩和に」と書かれている通り、比較的どんな症状にも有効というのが素晴らしいところなのです。近年では、「熱から」「鼻から」「喉から」など症状別に選べるものもあり、総合感冒薬も進化しています。自分の風邪の特徴を知り、相談することで、ひき始めの風邪なら的確に対処することができるようになりました。

医師もひき始めの風邪の患者さんには総合感冒薬か、または熱・喉・鼻・咳の薬を何種類か組み合わせて処方するにとどまっています。「高熱が出たら抗生物質を出してほしい」と多くの患者さんが思うようですが、昔と違い今は気管支炎になったり副鼻腔炎になったり、肺炎にでもならなければ抗生物質は処方されません。1人の医師が処方する薬の種類は限られています。市販薬をいろいろ試して自分に合うものを見つけ、それを常備しておき、早めに対処する方がよほど早く風邪を治せます。

コロナウィルスに感染した場合にも「市販の風邪薬を買いなさい」と医師に言われる時代になったのですから。

鼻炎・アレルギー

〔花粉症など〕

allergy

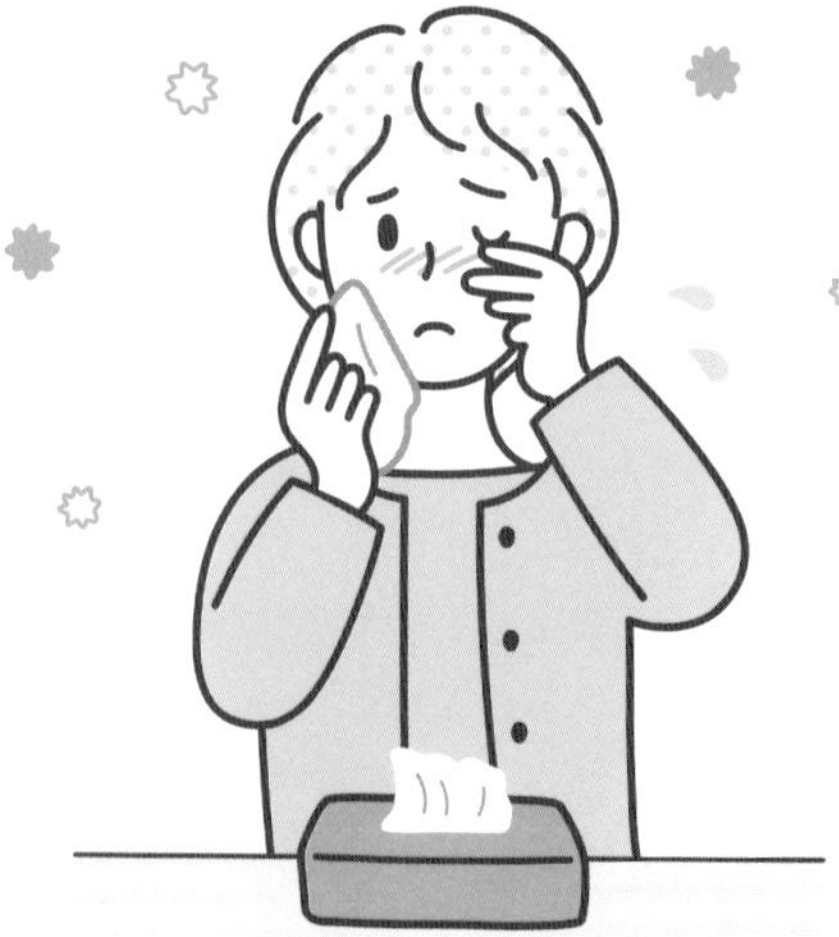

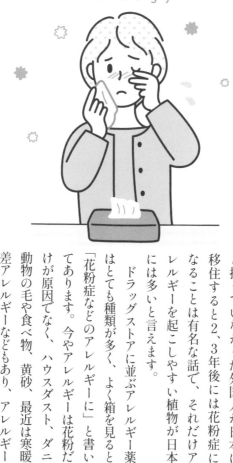

日本では国民の4人に1人が花粉症と言われています。アレルギーなど持っていなかった外国人が日本に移住すると2、3年後には花粉症になることは有名な話で、それだけアレルギーを起こしやすい植物が日本には多いと言えます。

ドラッグストアに並ぶアレルギー薬はとても種類が多く、よく箱を見ると「花粉症などのアレルギーに」と書いてあります。今やアレルギーは花粉だけが原因でなく、ハウスダスト、ダニ、動物の毛や食べ物、黄砂、最近は寒暖差アレルギーなどもあり、アレルギー体質の方には非常に過ごしにくい世の中になっています。

スタッフへの相談の仕方

鼻・目・喉・咳・皮膚のチェック

鼻 鼻水がタラタラたれる？　詰まって苦しい？

目 痒みはある？　目は赤い？　こするほど痒い？

喉 喉の痛みはある？　息が苦しい？
喉の痒みはある？

咳 風邪でもないのに咳が出る？

皮膚 顔や首、特に目の周りが赤く、痒い？

持病を伝える
アレルギーの薬の中には、
持病があると飲めないものもある

セルフケア

- ☑外出時はマスクをするなどして、アレルギーの元（アレルゲン）を避ける
- ☑入浴や温かいものを食べるなどして身体を温める
- ☑体質改善に役立つ食品などを試してみる
  - ・ノニ（植物から取れる苦いジュース）を飲む
  - ・腸の働きを整える乳酸菌などのプロバイオティクスを摂る
  - ・免疫を正常に戻す働きを担うビタミンDを摂る

あの症状もアレルギー⁉

アレルギーと一言で言っても、実はいろいろな症状があります。前ページの「スタッフへの相談の仕方」に記したように、症状を細かく教えていただくことで、ドラッグストアのスタッフは最適な薬を案内することができるようになります。「え？　こんなのもアレルギーの症状なの？」と驚くかもしれませんが、この機会に知っておいてくださいね。

また、**鼻炎薬・アレルギー薬には鼻症状に対応する成分が入っているため、眠くなるものもあります。**「風邪」の項目と同じように、「眠気は出ても良いのか？」「眠くなったら困るのか？」などを教えてください。

今は眠くなりにくい成分が開発されており、眠くなりにくい薬も出ています。全てではありませんが、病院で処方されるのと同じ薬がドラッグストアでも手に入るようになったので、いつも処方されている薬があるかどうか、スタッフに聞いてみてくださいね。

持病がある方は注意が必要

鼻炎薬・アレルギー薬の中には、持病がある方は飲めないものがあります。前立腺肥大による排尿困難、高血圧症、心臓病、甲状腺機能障害、糖尿病の方は必ずスタッフに相談してください。

知らずに飲んで病気が悪化したなどということがないように、持病がありアレルギーもある方は、あらかじめ主治医にアレルギー薬を処方しておいてもらいましょう。店頭で相談される際には、お薬手帳を見せていただくと、より安心していただけます。

急性アレルギーの可能性も

「喉の症状」にある「息が苦しい」場合には、なるべく早く医療機関にかかってください。急性のアレルギー症状の可能性が高く、喉が腫れて息ができなくなるなど命の危険があります。私が勤務するドラッグストアでは、救急病院の紹介や救急車を呼ぶなどの対応も積極的に行っています。

アレルギー薬だけ特別扱い

前述したように、日本は花粉症大国。ほかにもハウスダストなどが原因で、1年を通してアレルギーが起きる方もとても多いです。そのせいか、春・秋にはアレルギーを扱う眼科・皮膚科・小児科・内科は大にぎわい。医者にかかる時間がない、行きたくないという方が増えます。

それに応えるように、アレルギー薬は「一般に降りてくる（※スイッチOTCと呼ばれています）」のが早いです。一般に降りてくるとは、医師が処方する薬がドラッグストアで買えるようになるという意味ですが、他の薬に比べるとその降りてくるスピードは格段に速く、需要の高さが見てとれます。ただし目薬については、まだまだアレルギーに使える目薬の種類が少ない印象です。真っ赤に腫れた目の方がご相談に来る度、目薬の種類が増えることを願っています。

薬を効果的に使う方法

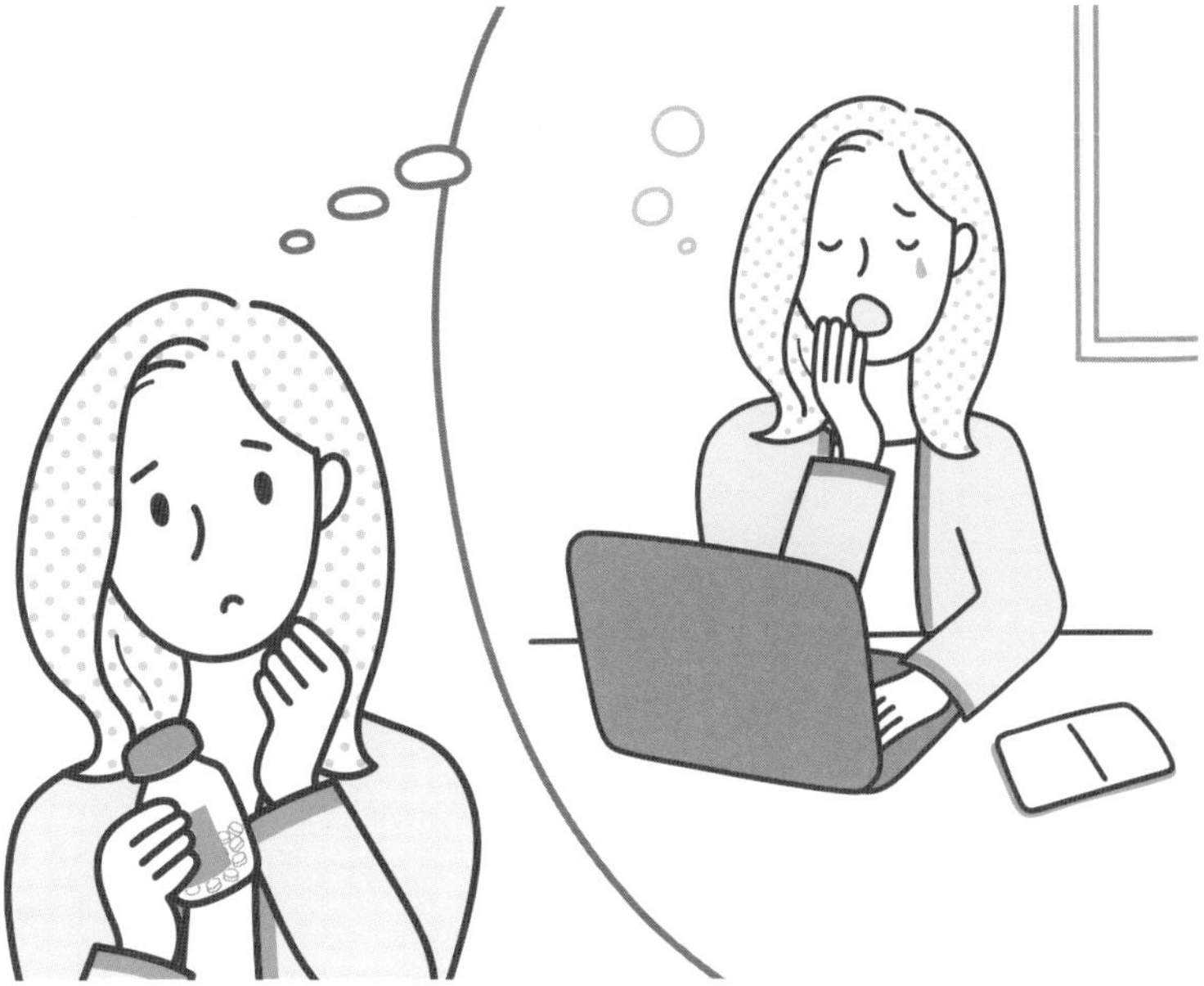

眠くなりにくい薬で症状が楽にならない場合は、漢方薬や鼻炎用スプレーを追加して使うという手もありますが、ひどい症状の場合は一度医師に相談してみた方が良いでしょう。
総じて強い薬は医療機関でのみ処方され、医師が使うステロイドの内服薬や注射が有効なことも多々あります。季節性のアレルギーの方は、シーズン前からアレルギー薬を飲むことで症状が出にくくなり、楽にシーズンを乗り切ることが可能です。
現在販売されている薬は辛い時だけ飲んでも効果が出る薬がほとんどですが、辛くない日でも毎日続けて飲む方が、断然楽に毎日を送れます。

経験値からまとめた眠くなりにくいアレルギーの薬と特徴

エピナスチン：1日1回　症状があまりひどくない方に
フェキソフェナジン：1日2回　食事により効果が下がる。鼻づまりがひどい方は点鼻薬を併用すると良い
セチリジン：1日1回　皮膚の痒みを伴う症状に非常に良い
ロラタジン：1日1回　症状が強く他のアレルギー薬があまり効かない方に
アゼラスチン：1日2回　かゆみがあまり強くない方に。鼻症状には効果が弱い
※2024年5月現在

薬の飲み方「1日1回」とはいつのこと？

最近、アレルギー薬でよくある、「1日1回飲んでくださいとはいつ？」とよく聞かれます。答えは「いつでも良い」です。例えば、朝起きてすぐでも寝る直前でも。モーニングアタックと言って、朝起きぬけに激しいくしゃみをすることが特に花粉症の方にはよくあるのですが、それを防ぐには「寝る前に飲む」こと

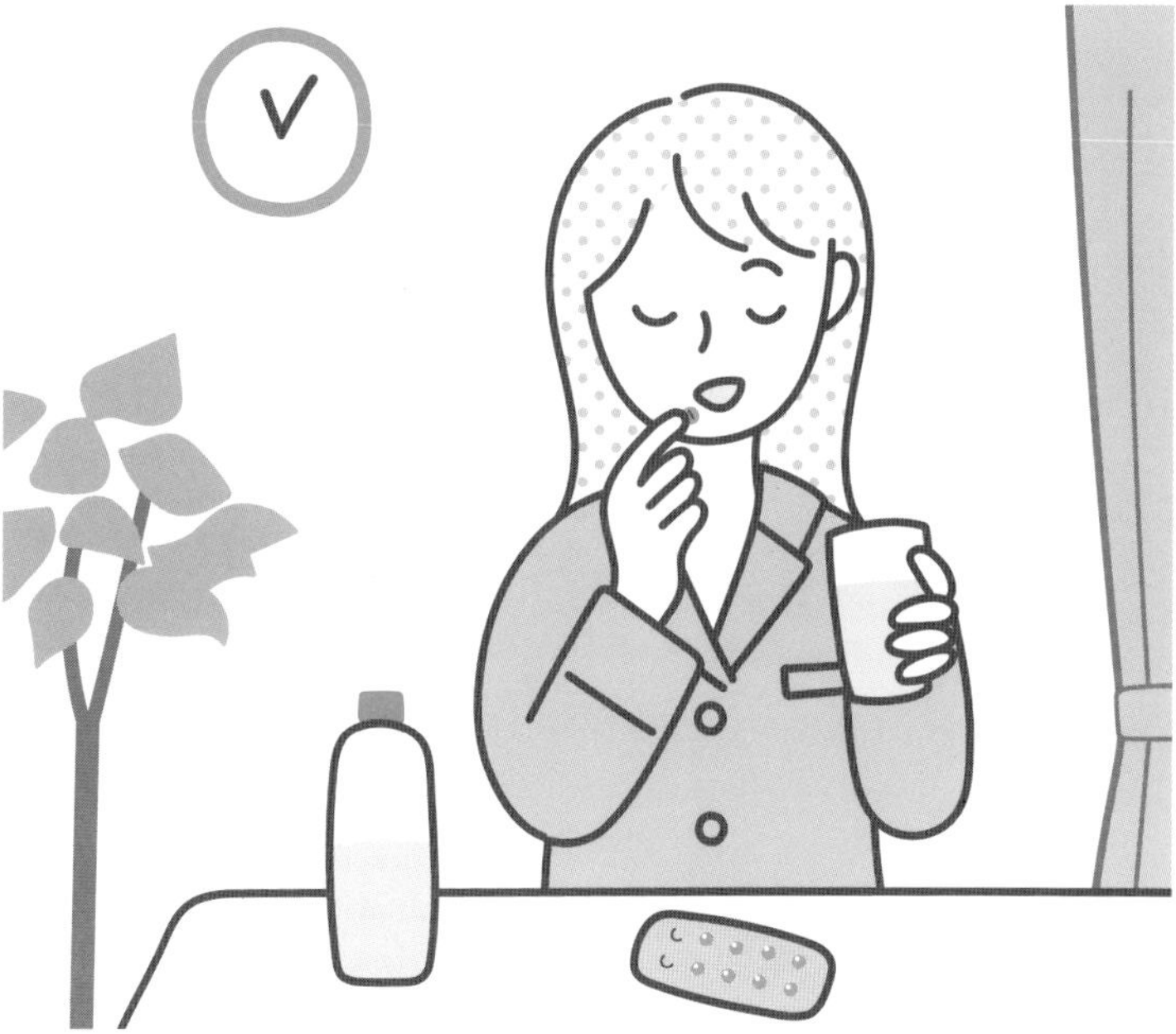

です。

1日外に出ていたりして花粉にさらされた場合、その場でもくしゃみは出ますが、寝ている間に身体の反応が強くなるのです。なので寝る前に飲んでしまえば、翌朝はそこまで辛くならずに済みます。

朝から昼にかけて絶えずくしゃみが出たりして辛い方は、朝飲むと1日楽に過ごせます。毎日飲んでいる場合にはなるべく同じ時間に飲むと、身体の中に一定量の薬があり続けるので、辛い時期には毎日なるべく同じ時間に飲みましょう。

セルフケア

花粉症などアレルギーのセルフケアは、アレルギーの元を避ける、いわゆる予防が主になります。

しかし、アレルギーはその物質に対して免疫が異常に働いている状態ですので、そこにアプローチして、アレルギーが起きにくい身体にするような体質を改善する商品も、世の中にはたくさんあります。

とはいえ、「絶対にこれなら大丈夫！」というものは残念ながらないのが現状です。そうした状況を踏まえると、いろいろ試して自分に合っているものを見つけるのが良いのではないかと思います。

1　アレルギーの元（アレルゲン）を避ける

アレルゲンが花粉の場合、「外出時にはマスクをする」「メガネをかける」「外から帰ってきたら玄関に入る前に服を叩いて花粉を落とす」「洗濯物や布団は外に干さない」など、花粉を身体につけない、入れないよう徹底的に対処します。黄砂の場合も同様です。

特にスギ・ヒノキ花粉が多く飛散する春は行楽シーズンでもあり、新緑の山々を散策したりするのはとても気持ちが良いのですが、行ったその時は大丈夫でも、次の日にひどい症状が出て後悔することになります。

どうしても行きたい時は、マスクは必須。花粉をはじくと言われている、鼻の穴の入り口に塗るタイプの商品を使うなどして、覚悟して山に入ってください。ワセリンも代用品として使えます。

さらに、帰宅時や寝る前にアレルギーの薬を飲めば、次の日の後悔を多少は減らすことができるでしょう。

また、ハウスダストなどがアレルゲンの場合には、毎日の掃除である程度予防ができますが、意外と盲点なのがタバコの副流煙です。アレルギー体質の家族がいる場合は、家の外で吸う方が良いでしょう。

副流煙で目のかゆみや鼻水・鼻づまりなどは起きにくいのですが、吸い込むことでアレルギー性の咳や、喘息の原因になってしまうからです。咳が出やすい、喘息になりやすい家族の前では、吸わないよう注意してください。

2　身体を温める

アレルギーは身体が冷えると起きやすい。これは東洋医学の考え方ですが、特に鼻の症状は身体を温めると楽になるようです。アレルギーの薬にも「サイシン」という身体を温める生薬が入っているものがあります。

温め方は入浴、温かいものを食べるなどです。ホットタオルで鼻周りを温めると鼻水や鼻づまりが楽になるのを実感できるでしょう。

体質改善いろいろ

長年ドラッグストアに勤めていると、毎年のようにアレルギー体質の改善をうたった商品が出てきます。その中で私の経験から、ドラッグストアで手に入る「おすすめ商品」を書いておきます。

ノニ：植物から取れる苦いジュース。身体に良いと言われているジュースです。健康食品売り場に置いてあります。

乳酸菌などのプロバイオティクス：アレルギーをつかさどる臓器は腸です。腸内細菌のバランスを整えると腸の働きが正常になり、アレルギー反応が起きにくくなります。ヨーグルト味のジュースやサプリメントとして販売されています。どの商品も「うちが一番」と競い合っていますが、販売している立場としては明確な差を認識できていません。

ビタミンD：ビタミンDは免疫を正常に戻す働きを担っていますが、日本人の摂取量は常に低いレベルに留まっています。ドラッグストアでは、健康食品売り場に置いてあります。1日1回飲むだけでよく、価格も手頃です。ビタミンDは脂溶性ビタミンなので、体外に排出されにくいです。たくさん飲めば良いというものでもないので、過剰に飲まないように気をつけましょう。

頭痛

headache

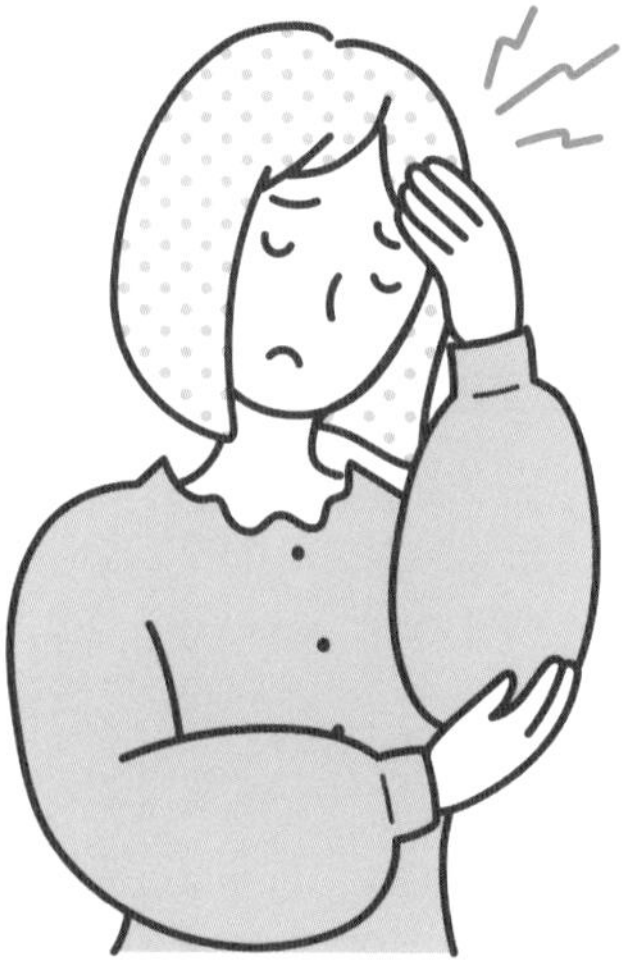

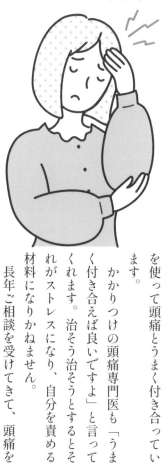

日本人は頭痛に悩まされている方が、非常に多いです。かくいう私もそのひとりで、薬を飲んだり、セルフケアをしたりと、さまざまな方法を使って頭痛とうまく付き合っています。

かかりつけの頭痛専門医も「うまく付き合えば良いですよ」と言ってくれます。治そう治そうとするとそれがストレスになり、自分を責める材料になりかねません。

長年ご相談を受けてきて、頭痛を起こしやすい方は頑張り屋さんが多いと感じます。

自分に優しくしましょうね。

スタッフへの相談の仕方

いつ・どのように痛むか、付随する症状をチェック

いつ	疲れると？　朝起きた時？
どのように	締めつけられるような？　ズキズキする？ 頭全体が重たい感じがする？
付随する症状	吐き気やめまいなど、 頭痛に付随する症状はある？

持病を伝える	血液サラサラの薬を飲んでいる方は、 アセチルサリチル酸の頭痛薬に気をつける
薬を飲む頻度を伝える	月に10回以上飲んでいると、 薬剤性頭痛・薬物依存の可能性もある
医師の診断を受けている場合	偏頭痛や緊張性頭痛には、 アセトアミノフェンは効かないことが多い

セルフケア

身体が疲れてくると頭痛がする場合

☑休む、リラックスする。

例：十分な睡眠を取る、ぬるめの風呂に入る

目が疲れると頭痛がする場合

☑目を休ませる。

例：目をつむる。目の周りを軽くマッサージする

朝起きた時に頭痛がする場合

☑症状が冬に多くて血圧が高めなら、寒さを防ぐ対策を取る

☑脳の酸素不足が原因なら、口呼吸を防ぐなど呼吸に注意

☑水分の巡りが悪かったら、水分補給を意識する

もう頭痛は我慢しない

「いつ痛むか」「どのような痛みか」といった情報、さらには頭痛に付随する症状を伝えると、最適な薬が選びやすくなります。これらの情報は、いわゆる西洋薬の痛み止めではなく、漢方薬を選ぶ際にも非常に重要な情報になります。

また、持病のある方は、その旨も伝えるようにしましょう。例えば、血液凝固による脳卒中といった脳関連の既往歴や、心臓発作の既往歴があって血液サラサラの薬を飲んでいる方は、「アセチルサリチル酸」という成分の頭痛薬に気をつけてください。出血が止まらないなどの、困ったことが起きる可能性があるからです。

月に10回以上飲む場合

西洋薬の頭痛薬を月に10回以上飲んでいる方は、薬剤性頭痛・薬物依存になっている可能性があります。薬剤性頭痛は薬が切れると頭痛を引き起こす状態です。「～尿素」という成分が入っている頭痛薬は、緊張を取ってくれてとても助かるのですが、精神安定剤にも似た依存しやすい成分で、飲まなければ落ち着かないという依存状態に陥っている方をまれに見かけます。飲む回数が多い方は、薬だけに頼らずに後述するセルフケアを心がけましょう。

また、漢方薬と併用することで服用回数を減らすこともできます。飲む回数の調整がどうしてもうまくいかない時は、頭痛専門医に相談しましょう。

「偏頭痛」などの診断を受けている場合

あなたがすでに医師の診断を受け「偏頭痛」「緊張性頭痛」などと言われていたら、真っ先に教えてください。そういう方にアセトアミノフェンは効かないことがほとんどですし、ある程度の強さの薬のご案内ができます。

次ページの「頭痛薬の強さ比較」にまとめたものは、経験値によるものです。使ったことがある薬があれば、その薬の効果の程度がどうか、月に何回くらい飲むかを教えてくださいね。

経験値からまとめた頭痛薬の強さ比較

弱

アセトアミノフェン

イブプロフェン

アセトアミノフェン＋イブプロフェン

ロキソプロフェン

イソプロピルアンチピリン

医師の処方の偏頭痛薬

強

我慢は美徳？

日本人は我慢強いと言われます。特に痛みに関しては「それくらい我慢しなさい！」などと言われて育った方が多いのではないでしょうか。

けれども、こと頭痛に関しては我慢するのは逆効果なようです。頭痛は我慢すると、だんだんひどくなることがほとんどです。身体が痛いと訴えているのに対処しないと、身体のシステムが「もっと痛くしないと気がつかないのかな？」と勘違いしてしまうんですね。

その結果、我慢を重ねて「もうだめ！」となってから薬を飲んでも、効果が出にくくなってしまいます。ですから頭痛薬だけは、早め早めに飲んでください。

また、薬を飲んで30分ほどで楽にならない場合、その時の症状にその薬は効かないと判断していいと思います。他の薬を4時間後に飲むか、漢方薬やセルフケアを試しましょう。

自分の頭痛の「クセ」を知ろう

頭痛には、さまざまな原因やパターンがあります。痛みは自分にしかわからない辛さがありますよね。それを人に伝えたり自分で対処するためには、まず自分の頭痛についてよく知っておくことが肝心です。

「あなたの頭痛はどれですか？　いくつかのパターンが混ざっていますか？」

雑誌などで頭痛の特集が組まれると、頭痛のタイプ診断というのが書かれています。「緊張性頭痛」「群発性頭痛」「偏頭痛」などがありますが、これを自分で分析・判断するのは非常に難しく、いわゆる頭痛持ちの方はこれらの混合型が多いそうです。

なので本書では、このようなタイプ診断ではなく、もっとわかりやすい指標を載せました。これは頭痛専門医にかかる際、医師に症状を説明するのにも使えるので、チェックしてみると良いですね。

また、ここでチェックした結果をもとに、セルフケアのところでは、それぞれの頭痛のパターンに応じた対処法を記しておきました。

頭痛のパターンを知るチェックポイント

チェック1　身体が疲れてくると頭痛がする

「疲れているのに休まずに仕事などをする」「寝る時も頭から仕事のことなどが離れない」「考える仕事をしている」「そもそも考えることが好き」のいずれかに当てはまるような場合、脳が興奮状態になったり、脳血管が収縮しやすく脳の血流が悪い状態になりやすいことが考えられます。また、こういう方のほとんどは首こり・肩こりも訴えます。

チェック2　目が疲れると頭痛がする

視神経は目の奥から脳へ、後頭部の方へ向かって伸びています。そのため、目を使いすぎるとそこに負担がかかることによって、頭痛が起きる可能性があります。

チェック3　朝起きた時に頭痛がする

このタイプはさらにいくつかのグループに分かれます。

チェック3の場合はさらにa、b、cをチェック

a 冬に多い、血圧が高め

冬の寒い朝に頭痛を起こす方。寒さで血管が収縮して頭痛が起きます。もともと血圧が高めの方は特に注意しましょう。また、朝のゴミ捨てに行く時なども同様の頭痛を起こすことがあります。

b 脳の酸素不足

寝ている間に十分な酸素が脳に行き渡らずに、頭痛を引き起こすと考えられます。普段から呼吸が浅い、口呼吸をしている、枕の高さが合わないなどが原因の場合もあります。

c 水分の巡りが悪い

水分が不足、または巡っていないために頭痛が起きることがあります。いわゆる天気頭痛、アルコール頭痛もこのタイプです。季節では梅雨時期、夏に多く、熱中症の頭痛もこれに当たります。

セルフケア

頭痛のセルフケアは、頭痛が起きてからよりも予防に重点を置きますが、頭痛が起きてからも使えるものがほとんどです。セルフケアで頭痛の回数や強さが減れば、頭痛薬を飲む回数が減らせます。できることからで良いので取り組んでみてくださいね。

頭痛のパターンにあったセルフケア法

●チェック1で「身体が疲れてくると頭痛がする」場合

「休む」「リラックスする」がポイント

・寝る
・ぬるめのお風呂に入る
・頭皮や身体のマッサージをする
・リラックスできる音楽を聴いたり香りを嗅ぐ
・温めたミルクを飲む

●チェック2で「目が疲れると頭痛がする」場合

目を「休ませる」がポイント

・寝る
・目をつむる
・ホットアイマスクなどで目を温める、冷やす（気持ち良い方で）
・目の周りを軽くマッサージする

●チェック3で「朝起きた時に頭痛がする」場合

a 冬に多い、血圧が高め
「寒さを防ぐ」がポイント

・頭に冷たい空気が直接当たらないように枕元にタオルを置くなどする
・外に出る時に帽子をかぶる
・タイマーで部屋を暖めてから起きる

b 脳の酸素不足
「呼吸」がポイント
・枕の高さを変えてみる
・普段から深い呼吸を心がける
・呼吸に意識を向ける
・鼻腔を広げるテープを使うなどして口呼吸を防ぐ

c 水分の巡りが悪い
水分補給がポイント
・寝る前にコップ1杯の水（またはイオン飲料）を飲む
・夜中に起きた時にも水分補給をする
・雨や台風によって頭痛が起きやすい方は、あらかじめ漢方薬（五苓散《ごれいさん》）を飲んでおく

・アルコールによる頭痛は飲む時にチェイサーを使うようにする

頭痛が起きてしまった後のセルフケア

軽い頭痛の場合はカフェインが有効なので、コーヒー、緑茶、紅茶などを摂ってみましょう。

また、楽になるのは頭を温めた場合か冷やした場合かは人により異なります。あまり痛みが強くない時に、自分はどちらが良いかを確認しておくのがおすすめです。

そして、可能であれば暗い場所で目をつむりましょう。目からの刺激は頭痛時にはよくありません。

胃腸の不調

stomach and intestines

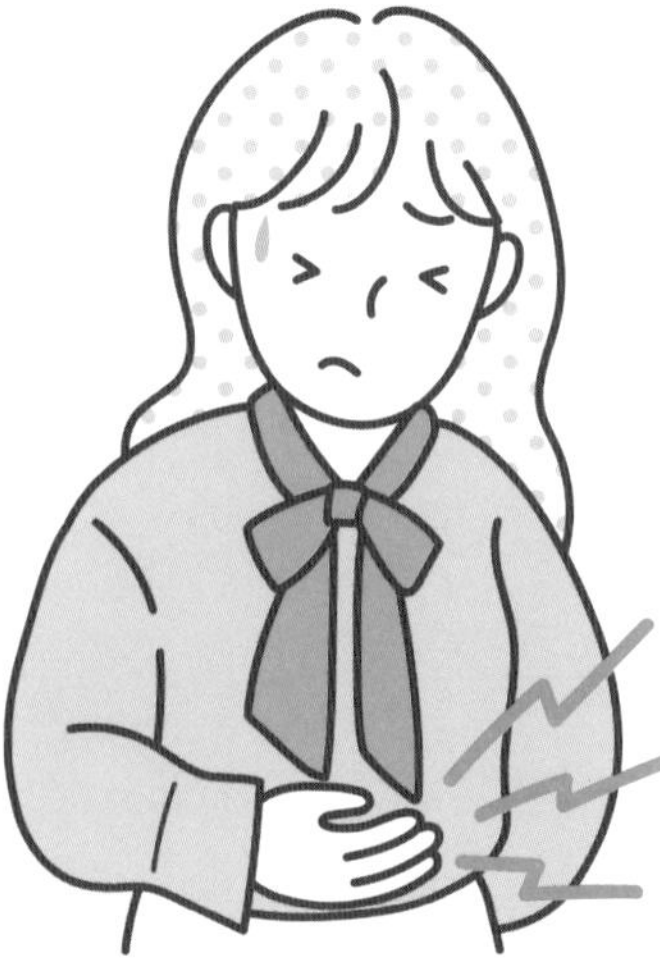

「胃腸を制するものは健康を制す」と、私は思っています。

私たちが生きるのに心臓や肺といった臓器が重要だということは周知されていますが、意外とないがしろにされがちなのが胃腸です。

食べる、飲む、消化する、排せつする……これらは胃腸が正常に働いて、初めてできることで、人間の生命に大きく関わってきます。

実は日常的に不調を起こしがちなのも胃腸で、逆に胃腸が元気なら、風邪もひきにくく、元気に毎日を過ごせます。風邪と同様、年中ご相談の絶えない胃腸のこと。この機会にあらためて考えてみませんか。

スタッフへの相談の仕方

胃腸に関わるあらゆる不調をチェック

痛み	どのあたりが痛い？　いつから？ 「こうすると痛い」がある？
もたれ	常に重苦しい？　お腹が空かない？ 食べるともたれる？
胸焼け	朝起きて酸っぱいものが上がる？ おえっとなる？　お腹がすくと胸が熱い？
食欲不振	食べたくない？　食べると気持ちが悪い？ どんな時に食べられない？
お腹が張る	どのあたりが張る？ おならのにおいが気になる？ 食べると苦しい？
吐き気	今吐きそう？　すでに吐いた？ 食べたものや飲んだものは？ 風邪っぽい症状はある？
下痢	いつから？　何か食べ物に心当たりは？ 水下痢かゆるいだけか？ 腹痛を伴う？　風邪っぽい症状はある？
便秘	何日出ていない？　食べてる？ 水分は摂れている？ 好きな食べ物、嫌いな食べ物は？ お腹が痛くなる薬でも良い？　嫌？ 便の状態は？
病歴	胃潰瘍・十二指腸潰瘍にかかったことがある？

セルフケア

- ☑胃腸の不調の原因の多くはストレスなので、心と身体を休養させる
- ☑胃を冷やさないようにする。白湯をゆっくり飲む、胃のあたりにカイロを貼るなどが効果的

不調の原因は、胃？　それとも腸？

あなたが思うよりずっと、胃腸薬の種類は豊富です。胃腸薬と一言で言っても「胃が主体のもの」「腸が主体のもの」「胃腸どちらもカバーするもの」があり、また吐き気や便秘・下痢に対してはそれとは異なる薬が存在します。

そのため不調の原因は胃か腸かわかりにくいのですが、前ページの「スタッフへの相談の仕方」のチェック項目を参考に症状を伝えていただければ、最適な薬を選ぶことが可能になります。

胃腸の役割と不調に対する考え方

胃腸は消化器官と呼ばれるもので、腸には十二指腸と大腸がありますが、ここでは腸はひとくくりにしてわかりやすく書いていきますね。

胃は、食べ物を溶かしてドロドロにして吸収しやすい形にして腸に運びます。これを蠕《ぜん》動《どう》運動と言います。この運動が正常に行われなくなり、急に胃が動くと胃痛に、食べ物がいつまでも胃にとどまっていると胃もたれ、食欲不振となります。

胃痛には過剰な動きを抑える成分を使います。吐き気は胃の容量よりも多いものを食べたり胃の働きが落ちて消化が追いつかない場合に起きますが、吐くために胃が過剰に動いているため、胃痛に対するものと同じ成分が使えます。薬も吐いてしまう時は、医師に診てもらう必要があります。二日酔いのひどい場合も同様です。

蠕動運動が正常でも、消化が追いつかずに胃にとどまり続けてしまう場合があります。そんな時に消化剤の出番です。消化剤を飲むことで食べたものを速やかに腸へと運ぶことができます。

胃酸の出すぎが原因の人が多い

また、胃の粘膜が荒れると自分の出す胃酸の刺激が強すぎて、傷口に塩を塗るように痛みを引き起こします。ここに作用するのが制酸剤です。自分が出す胃酸を少なくするなんてちょっと変ですよね。でも「胃酸過多」が原因で不調を起こしている方は、非常に多いんです。胃が荒れる原因には胃酸以外にもさまざまあるので、詳しくはセルフケアで説明

胃の不調を治す代表的な成分

痛みを和らげる	ロートエキス、スコポラミン、オキセサザイン、シャクヤク
胃の働きを良くする	芳香健胃薬と呼ばれる香りの良い生薬、イトプリド
胃酸を減らす	胃酸を減らす度合いの比較 H2ブロッカー＞M1ブロッカー＞Na（ナトリウム）、Al（アルミニウム）など金属の名前が付いたもの。H2ブロッカーよりも強いのがPPIと呼ばれる処方薬になる。
胃粘膜を保護したり治したりする	テプレノン、アズレン、MMSCなど
消化剤	たんぱく質・脂肪・炭水化物にそれぞれ対応する消化剤がある。

します。

胃酸をもっと強力に減らす成分もあります。病院で処方されるものが1番強いもので、ドラッグストアでは2番目以下のものしか扱っていません。市販の薬で良くならない場合には、その1番強い薬が必要なのかもしれないので一度病院で相談してみてください。

一方、胃の荒れを治すには胃粘膜を治したり保護する成分が有効です。胃薬にはこれらの成分が混ざっているもの、そうでないものなど、組み合わせがさまざまです。症状やそれに対応する成分を確認しながら、スタッフに相談してください。

長らく市販薬の世話になっている、

常に不調を繰り返しているという方は、一度医師に相談しましょう。特に血を吐いたり胃の痛みが続いたりする場合には、胃カメラ検査が必要になることがあります。

胃の不調（胃の痛みなど）

胃は自ら修復する

基本的に私たちの身体は、薬なしで自らを治せる機能を備えています。これは自然治癒力と呼ばれています。胃にもその機能があり、軽い胃の荒れなら日常的に治してしまいます。このことについてはなかなか自覚できないのですが、胃カメラや血液検査で発覚することがあり、そういえば胃の不調があったかな……などと振り返ることができます。

その自然治癒力が追いつかないほどに胃を酷使したりいじめたりすると、胃潰瘍やひどい場合には胃がんになったりするので、常日頃から胃を大事にしたいですね。

胃薬で血圧が上がる？

軽い胃の不調に使う、昔から人気のある胃薬には制酸剤のＮａ（ナトリウム）が含まれています。飲むとさっぱりするため、日常的に飲む人が多い薬です。これを好むのは高齢の方が多く、持病で高血圧症を持っていたりします。

Ｎａは血圧を上げてしまう可能性が高い成分なので、ご家族が血圧の薬を飲んでいる、飲んでもあまり下がらない場合は胃薬にＮａが含まれていないか一度確認してみてください。Ｎａが入っていなくてもさっぱりする薬もありますよ。銅クロロフィリン、Ｌ－メントールやレモン油が入っている薬がそれに当たります。

ロキソプロフェンは胃の痛みには効果なし

年に何度か「胃が痛いからロキソプロフェンを売ってほしい」と、お客様に言われることがあります。

鎮痛剤と呼ばれる成分は他にもありますが、共通するのが胃の痛みには効かず、むしろ逆効果ということです。

鎮痛剤は、プロスタグランジンという痛みにかかわる物質を抑えることで効果を現すのですが、プロスタグランジンは胃では粘膜を守るのに重要な役割を担っているため、抑えてしまうとかえって胃を痛めてしまうのです。

それに比べてシャクヤク（生薬）は、胃の痛みにも頭痛、生理痛などの痛みにも効きます。植物の力ってすごいですよね！

腸の不調（下痢、便秘）

下痢は止めてはいけないの？

腸は食べ物を吸収し、吸収後のカスを便として出します。身体にとって悪いもの、消化されなかったものは吸収されずに便として身体から追い出されます。これが下痢という形になることが多く、そのため下痢は止めずに出すだけ出してしまう方が良いことになります。

そうは言っても外出先などではなるべく早く止めたいですよね。そんな時のためにドラッグストアでは、即効性の下痢止めを販売しています。たいていの下痢止めには腸の過剰な動きを抑える成分が含まれています。痛みを伴う下痢に使いましょう。

また、腐った水や食べものによる下痢だとはっきりわかっている場合にのみ、殺菌剤入りの下痢止めを使います。水状況の悪い海外に行かれる方にもおすすめです。

「小腸に」「大腸に」で薬に違いはある?

腸の薬には「小腸に」「大腸に」と書かれていてわかりにくいですが、腸はつながっているので、両方をケアする乳酸菌などの整腸剤が入っているものをおすすめすることがほとんどです。整腸剤が含まれていない場合には、一緒に整腸剤を飲むと良いでしょう。

また、腸での水分の吸収に異常が起きると下痢や便秘を引き起こします。特に硬い便で苦しい場合は便に水分をとどまらせることで解消することがほとんどなので、単に腸を動かす便秘薬よりは水分に関わるものをチョイスすることをおすすめします。ちなみに、この薬はお腹が痛くなりにくいという利点もあります。

高齢者の場合

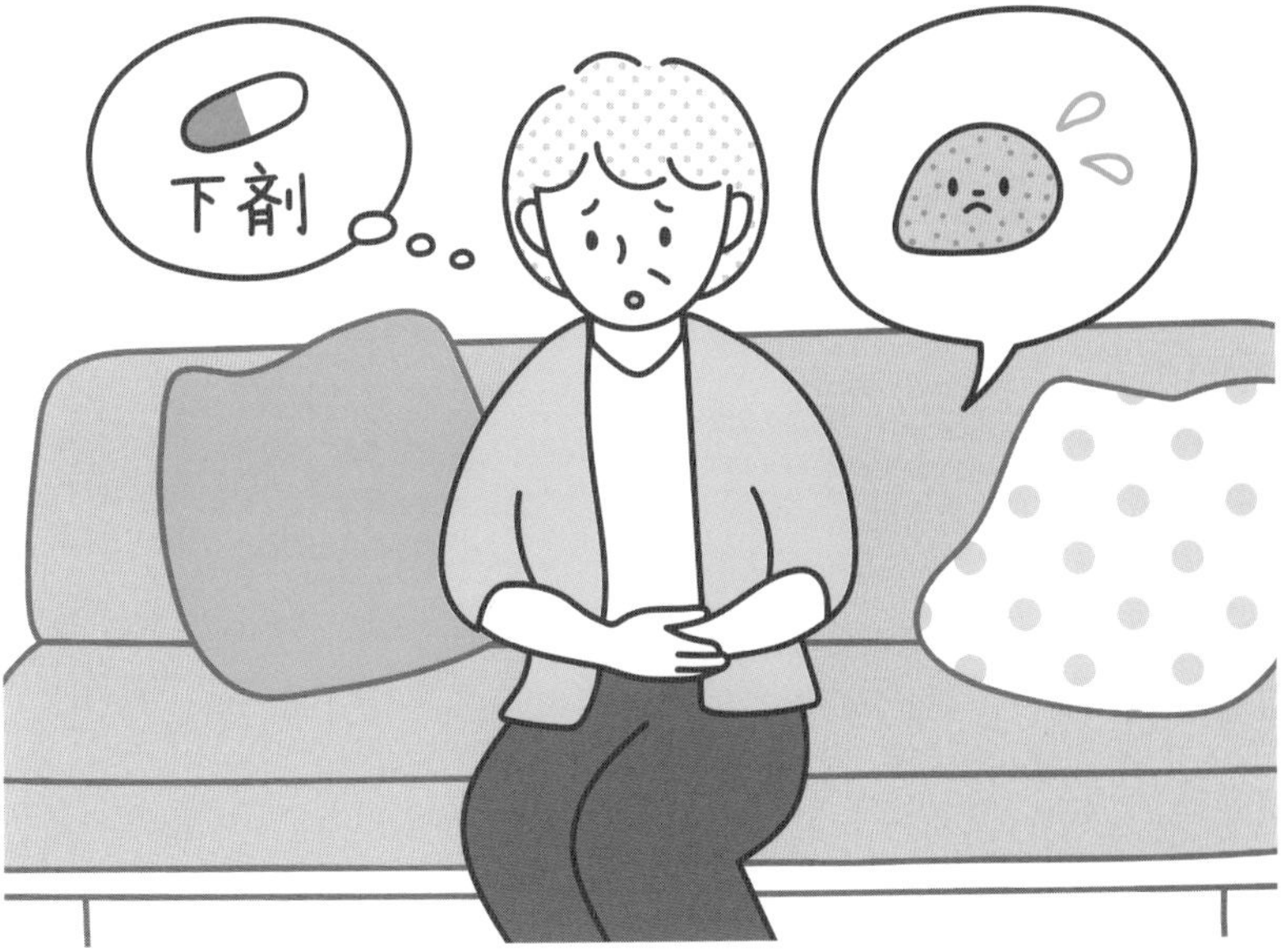

腸の動きが弱ってしまっている高齢者には腸を強制的に動かす成分が必要なこともあります。強制的に動かすので、どうしてもお腹が痛くなってしまいます。

高齢者の便は出口（肛門）に詰まっていることも多いので、その場合は浣腸したり、摘《てき》便《べん》と言って指で便を掻き出す必要も出てきます。詰まっている状態で下剤だけ飲んでも、どんどん詰まって苦しくなるだけです。浣腸はトイレで便器に座ったまま行うと漏れたり間に合わなかったりを防げます。摘便は、ビニール手袋をして、医療用オリーブオイルを塗って行えば安全で衛生的ですよ。

市販の薬で治らない下痢や便秘は医師へ相談しましょう。医師が使う便秘薬は市販のものより種類が多く、あの手この手で改善する

腸の不調を治す代表的な成分

下痢の痛み	ロートエキス、シャクヤク
下痢止め	強さ比較：ロペラミド>ベルベリン
腸を動かす	センノシド（センナ）、ビサコジル、 浣腸（グリセリン）
水分を便に送る	Mg（マグネシウム）、DSS
お腹の張りを取る	ジメチコン

ことができます。大腸検査を一度しておくのも良いと思います。

下痢や便秘を繰り返す方は腸の機能の問題のこともありますが、多くはストレスが原因です。このタイプの方に市販薬で対処できるのは漢方薬です。

肝臓は胃腸の仲間

沈黙の臓器などと言われる肝臓は、主にアルコールの代謝をする臓器として知られていますが、実は胃腸とつながりが深い臓器なのです。

なぜかというと、十二指腸で出る消化液の1つである胆汁酸を肝臓が作っているからです。それが「ウルソデオキシコール酸」。油の分解・吸収に関わる成分で、便に白い油が浮く、なんて方は特に肉の油を分解するのが苦手な体質な場合があるので、この成分が含まれている胃腸薬を飲むと良いでしょう。

セルフケア

胃腸の不調になる原因を取り除く

1 ストレス

胃腸の不調では、原因の多くをストレスが占めています。適度なストレスはやる気を起こさせるなどプラスに働きますが、過剰なストレスは胃粘膜の血流を減らし、機能を下げます。

「ストレスにセルフケアなんて効果がない！」と思われる方もいらっしゃるでしょうが、ストレスを溜めない、ストレスを回避する方法はあります。

それもセルフケアの1つ。各々有効な方法は違うので、ストレスで胃の不調を起こしやすい方はそのことを自覚するだけでも違います。ストレスで飲酒を繰り返すなどはもってのほか！　胃がどんどん荒れていってしまいます。意外と知られていませんが、コーヒーやタバコも胃を荒らします。タバコやコーヒーを飲んで吐き気がするようになったら、かなりひどい状態だと思って良いでしょう。ストレスを減らす、回避するなどとともに心と身体の休養が必要ですね。

強い度数のアルコールそのものや、強い痛み止めで胃が荒れることも少なくないので注意しましょう。それらを飲む前に牛乳を飲むなどして、胃の粘膜を保護しておくだけでも違います。胃薬を一緒に飲む場合は、胃粘膜を保護する効果がある薬を選びましょう。

2　冷え

「冷え」が原因と思われる方も多いです。胃が冷えているかなんて自分ではわかりませんよね。でも胃が冷えている方は、お腹を触ると冷たくなっています。

胃の調子が落ちてきたなと感じたら身体を温めてください。具体的には白湯をゆっくり飲む、冷たい飲みものを控えて温かいものにシフトする、胃のあたりにカイロを貼る、腹巻をするなどが挙げられます。

辛いものを食べると胃が温かくなるような気がしますが、辛いものは胃粘膜への刺激が強く、荒れた胃には逆効果です。ほどほどにしましょうね。

3　単純な食べ過ぎ、飲み過ぎ

私たちの身体には余計なものを外に出そうとする機能が備わっているため、食べすぎたり飲みすぎたりすると、嘔吐や下痢といった手段に出ます。吐いたり下痢をしてから「しまった」となるのが人間ですが、繰り返すと自然治癒力が落ちて免疫力も下がります。腹八分目を心がけましょう。

また、お腹の張りの原因の多くは「早食い」です。ゆっくりよく噛むことでお腹の張りがなくなれば、薬いらずになりますよね。実際そのアドバイスだけでお腹の張りが起きなくなった方がたくさんいますよ。

便秘を繰り返す場合

便秘を繰り返す方は、テレビで便秘の特集をしていると、その都度その情報に飛びつくことが多いようですが、テレビで言っていることは結局のところ以下のようになります。

1　量をきちんと食べる：腸はきちんと食べると、反応して動き出します。そもそも食べ物が腸に溜まらなければ、便として出ません。高齢者の便秘の原因の1つに、食が細いことが挙げられます。

2　**水分を摂る**：水分不足は便秘の大きな原因です。特に冬場は水分摂取量が減りがち。水やお茶だけでなく、スープや味噌汁などいろいろな方法で水分を摂りましょう。

3　**食物繊維を摂る**：食物繊維は便のかさを増すのに必須です。長年ご相談を受けてきて、ごぼうよりは海藻、きのこ類が合う方が多い印象です。

4　**発酵食品を摂って腸内環境を良くする**：腸内環境はやはり重要です。味噌やぬか漬け、ヨーグルト。発酵食品を摂って悪いことは1つもないので積極的に取り入れましょう。

5　**油を適度に摂る**：イメージは「つるん！」です。肉の油よりは魚の油。食品に直接かけるのはMCTオイルなどがおすすめです。

6　**ビタミンB群を摂る**：腸の神経を介して動きを良くします。

7　**食べてからゆっくり休む**：消化活動をするには「休みモード（副交感神経が優位な状態）」に入ることが重要です。ただし、食べてすぐに横になるのは、逆流性食道炎の原因にもなるので注意してくださいね。

8　**便器にゆっくり座る時間を取る**：便が出るまでゆっくり待つ姿勢も大事です。急いだら出るものも出なくなってしまいますよ。

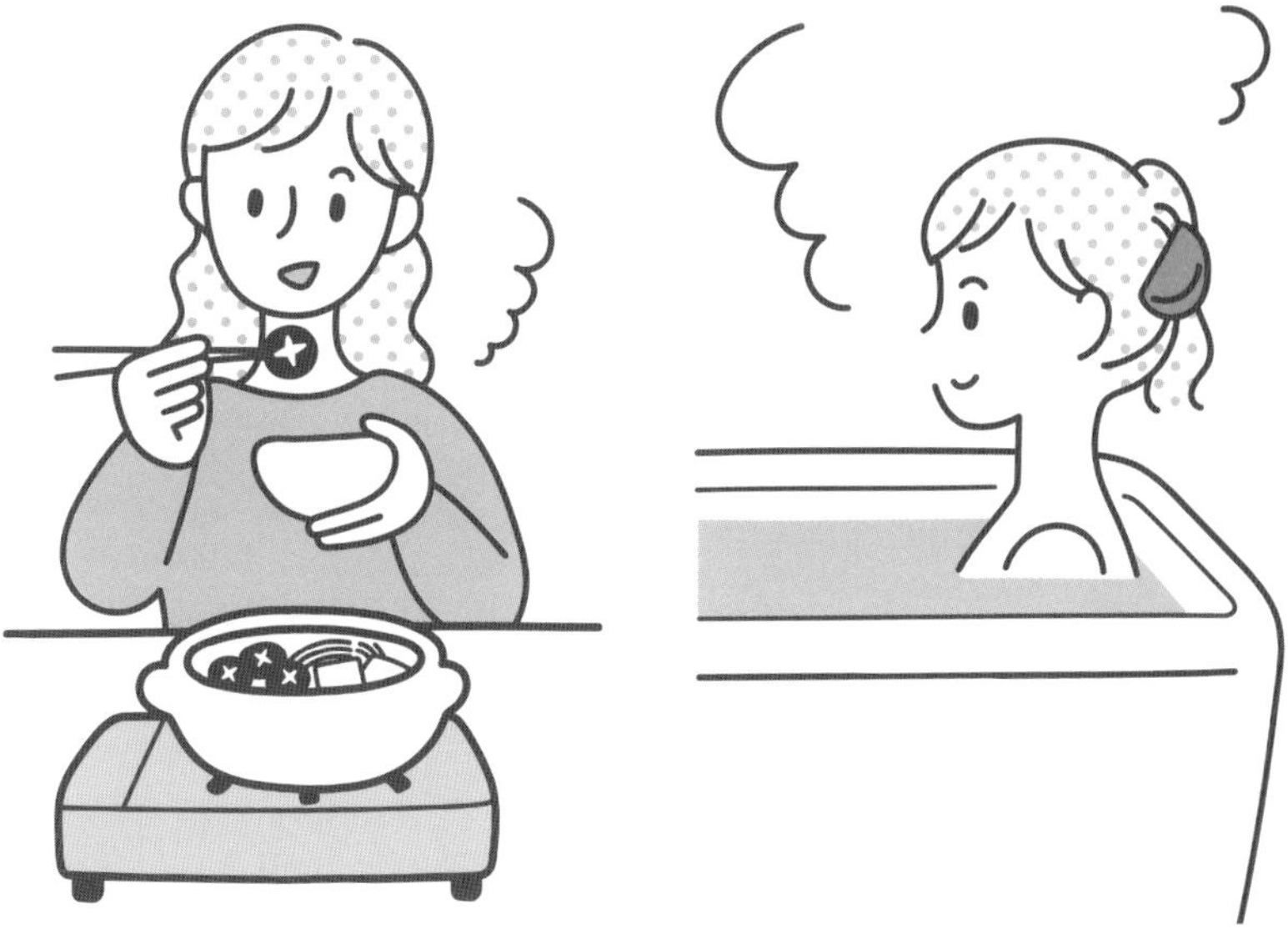

寒暖差の冷えで便秘になることも

秋口〜冬にかけて、急に便秘の相談をされる方が増えるのですが、それは急激な気温の変化による冷えが原因です。いつまでも夏のままの薄着でいないで、下着を温かいものにシフトする、お風呂でゆっくり温まるなどのケアが必須です。寒い季節は鍋に野菜、きのこなどをふんだんに入れて食べるだけで便秘が治ったりするのです。

以上のできることを生活に取り入れてセルフケアをすれば、便秘は緩和・解消します。便秘体操やお腹のマッサージも有効ですが、できればするくらいで良いでしょう。幼い子どもの便秘は大人と少し異なるので、またの機会にどこかで書きたいと思います。

時には、生まれつき腸の状態が便秘しやすい方もいます。私がそうで、若い頃便秘を治したくて大腸検査をしたら、なんと腸の長さが普通の人の3倍もあり、カメラでお腹の中にとぐろを巻くように腸が詰まっているのを見せられて驚きました。

医師もびっくりして「あなたは一生便秘に苦しむでしょう」と占い師のように予言されてしまいましたが、前述のセルフケアを自分なりに心がけることで、便秘薬のお世話になる回数がぐんと減りました。あの時の医師に会いに行き、あなたの予言は外れたと言いたいものです（笑）。

胃薬の代わりになる食材

牛乳	胃が荒れたり薬で胃が荒れやすい方に。 胃粘膜を保護する
炭酸飲料	炭酸が制酸剤代わりに。飲むとすっきり
しその葉・レモン	吐き気に有効。飴やガムでも大丈夫
ういきょう（八角）	お腹の張りを取る
とろろ芋	すったものでも切ったものでも。 胃粘膜の修復や保護の作用がある
キャベツ	胃薬の成分であるMMSCはキャベツ汁から見つかったもの。胃粘膜修復作用あり

便秘薬の代わりになる食材

にがり・硬水	いずれもMgが多く含まれており、便秘薬と同等に使える
こんにゃくを使ったゼリー状の健康食品	味の種類が豊富で食べやすく、取り入れやすい
ヨーグルト飲料	水分と乳酸菌が同時に摂れ、腸が動きやすくなる
青汁	繊維質の多さ、飲みやすさの点でおすすめしています。最近の青汁は緑茶のようにおいしい
食物繊維でできている健康食品	これだけで便秘をカバーしている方も多い
プルーン	そのまま食べても、エキスでもOK。繊維質、水分が多い。味も良いのでおすすめ

女性の悩み
〔生理、更年期〕

women's worries

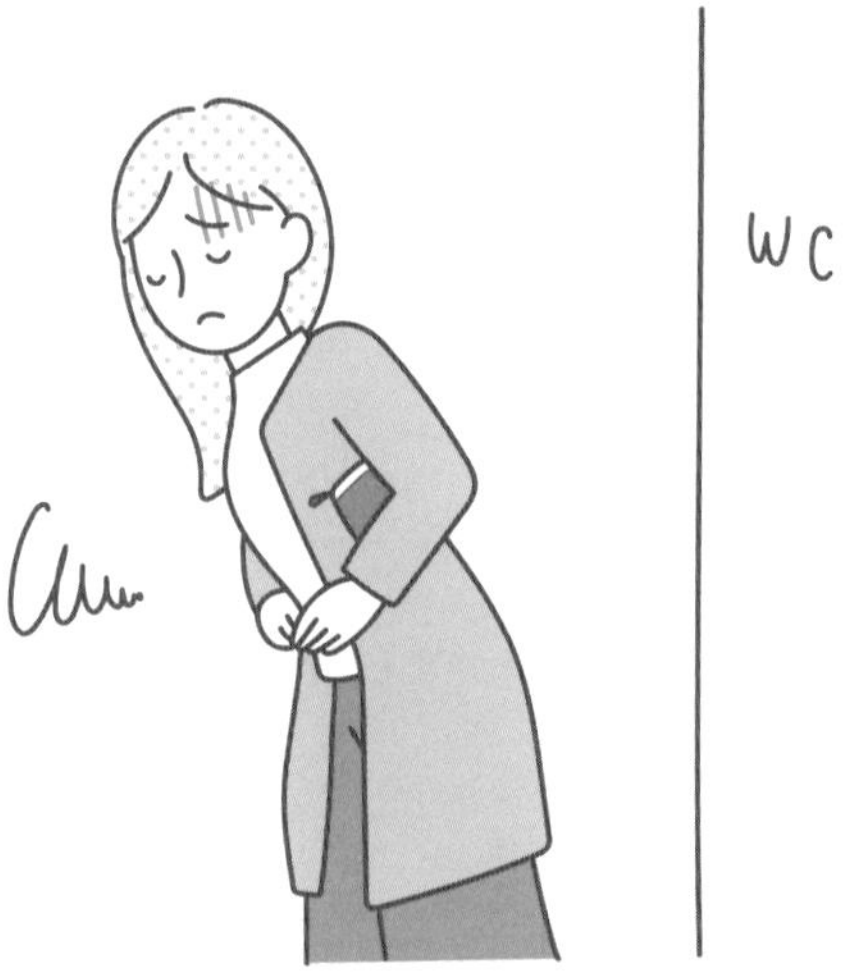

私は今50代後半ですが、学校では生理のことをなんとなくしか習いませんでした。高校生になった時、自ら本を読み理解した記憶があります。

時代は変わりつつありますが、今の20代30代の方々も生理に伴う不調に関して正しく理解できているとは思えず、悩んで私に相談しに来る方が絶えません。

特に多いのが「生理前症候群」「更年期」のご相談です。

女性の人生には生理があるのが当たり前。その付き合い方を知り、女性としての人生を謳歌しようではありませんか！

スタッフへの相談の仕方

生理痛：痛み・時期のチェック

痛み
どんな痛みがある？
子宮がぎゅっと絞られるような痛み？
ただ重苦しい痛み？
お腹ではない部分が痛い？
痛みの強さは？
痛みはないけど身体がだるい？

時期
いつ頃から？　どれくらいの期間？

更年期：食・体力などのチェック

食
甘いものが「急に」食べたくなる？

体力
体力が落ちた？
疲れやすくなった？

その他
「急に」太って痩せにくくなった？
最近、眠りにくい？
ホットフラッシュが起こる？
めまいはある？　イライラの程度は？

セルフケア

生理

- ☑食生活を改善し、血液を増やして血流を良くする
- ☑「女性ホルモン様作用」がある大豆イソフラボンを摂る
- ☑めまいやふらつき、だるさといった不調には、鉄分の入った栄養ドリンク剤がおすすめ

更年期

- ☑無理をしない。「できないものはできない。無理！」と宣言し、人に頼ろう

生理の不調は個人差があって当たり前

生理にまつわる不調は、人それぞれ違うものです。ですからドラッグストアを訪れる際には、どんな症状がいつ頃からどれくらいの期間、どんな強さで起こるのか、できるだけ詳しく教えてくださいね。女性のスタッフなら相談しやすいのではないでしょうか。

痛みの種類で薬は違ってくる

同じ生理痛の薬でも「子宮がぎゅっと絞られるような痛み」の方向けと、「ただ重苦しい痛み」の方では選ぶ薬が変わってきます。私の生理痛は、太ももがだるくなるというものでした。私のように「お腹ではない部分が痛い、だるい」方には漢方薬や、薬以外の対処が有効なこともあるのです。

残念ながら、ドラッグストアでは「痛みの原因が筋腫などかどうか診断すること」「PMS（生理前症候群：生理前に起こる心や身体の不調のこと）や生理不順の原因を突き止めること」はできませんが、「生理痛の薬の飲み方と選び方を伝えること」「漢方薬と上手に付き合う方法を伝えること」「PMSの症状に合った商品のご案内」はできます。ですからお気軽にご相談くださいね。女性同士ならば痛さや辛さも理解しやすいです。

それでも解決しない場合には婦人科の医師に委ねることとなります。日本では内診に対する怖さ、恥ずかしさからか、婦人科にかかる女性はまだまだ少ないのが現状ですが、できれば初潮の段階から、信頼できる医師を見つけて相談されることをおすすめします。

生理痛に効きやすい主な成分

子宮移行性が高く生理痛に効きやすいと言われている成分：イブプロフェン

子宮がぎゅっと絞られるような痛みに：生理痛専門薬（ブチルスコポラミンが入っている）

イライラを伴う生理痛に：～尿素（気持ちを落ち着かせる成分）が入ったもの

生理不順はひとりで悩まないで

女性の生理の周期はだいたい決まっています。初潮からしばらくは周期が安定しないのは当たり前。「1年以上すぎても間隔がつかめない」「突然不順になった」などの場合には、一度婦人科を受診されることをおすすめします。

また、経血量が多くて下着を濡らすほどの場合も同様です。医師に診てもらっても「問題なし」「特に対応は必要なし」と言われることもあり、その場合には市販の漢方薬でもお役に立てることがあります。

生理にまつわる身体のシステムはとても繊細で、自分以外の人にとってはちょっとした悩みに思えることでも、本人にとっては大きな問題です。そのせいで心理的ストレスがかかり、生理不順になってしまうことだってあります。その場合には話を聞いてもらうことで心が楽になり、その結果順調になるケースも。話を聞くというのも私たちドラッグストアのスタッフの仕事の1つですから、ぜひお話ししてくださいね。

生理不順の主な原因

生理不順も、ストレスや冷えが主な原因として挙げられます。これら以外で不順になる原因として考えられるのが「食事」です。ダイエットのため極端に食事を減らすことにより、特にたんぱく質や鉄分が不足すると、生理、つまり生殖機能に関して大きな問題となります。

「生理不順だわ」と、つぶやいているうちはまだ良いのですが、いざ「赤ちゃんが欲しい！」となった時、「身体に血液が足りず、なかなか妊娠しない」ということも当然あると予測されます。

冷えに関しても同様で、お腹を出した服装や薄い下着のような服装をしていたら、母親やおばあちゃんに注意されたということはありませんか？　子どもを産む年齢になったらそれは止めて、身体、特に下半身や腹部を冷やさないように心がけましょう。

PMSと生理痛の違い

PMSが疑われる症状は？

ＰＭＳの症状にも個人差があります。

私が調剤薬局に勤務していた頃、炎症を抑える強い飲み薬を処方された女性が来られました。どこかに強い炎症反応があるのかと聞くと、そうではないとのこと。生理前になると微熱が出て、原因がわからずに内科から外科までありとあらゆる科を受診したが、解熱剤でも抗生物質でも改善せず、とうとうこの飲み薬を処方されたと言います。

この方が受診した医療機関が、「生理前になると必ず」の部分になぜフォーカスしなかったのか、詳しい経緯は聞き取れませんでしたが、生理前症候群の可能性を考えた私は、ダメ元で市販の漢方薬「加味逍遙散《かみしょうようさん》」を飲んでみることを提案しました。

PMSに加味逍遙散を使う時は、生理の1週間前から生理が来るまでの間だけ飲んでもらいます。結果、案の定、その方は微熱が出なくなったのです。微熱が出ないのは数年ぶりとのことで、とても喜ばれました。

この事例は特殊ですが、PMSには他にも次のようなものがあります。あなたの症状に当てはまるものがありますか？

・頭痛
・微熱、喉の痛みなどの風邪っぽさ
・腹痛（下痢・便秘含む）

私も生理前には必ず熱っぽくなり、喉の痛みもあり、その度に風邪かと思っていた時がありました。それがPMSだったのかもしれないと知ったのは閉経後です。

私たち女性は複雑で繊細なホルモンバランスの中で生きています。生理前にはこのバラ

ありがちな生理前の症状

- イライラする
- 落ち込む
- 泣き虫になる
- ぐちぐち言う
- 太る
- やたらと甘いものが食べたくなる
- 我慢ができない
- 怒鳴る
- 人に八つ当たりしてしまう

ンスがありえないほど崩れるのです。特にメンタルに関わる制御がきかず、感情が暴走するのが「当たり前」なのです。

だからお願いです。決して自分を責めないでください。あなたは性格が悪くなったわけでも、我慢が足りないわけでもないのです。ただでさえ、生理前はその不調の辛さに対応しなければならないのです。それ以上自分を苦しめないでくださいね。

更年期を正しく知ろう

あなたは更年期について、どんなイメージを持っていますか？　女として終わり？　しわくちゃになり一気に老ける？　とにかく大変？

どれも正解ではありません。生理と同様、更年期の症状や状態も人によってさまざまですが、ここでは私自身が経験したことを中心に、今まで多くの方から相談された内容も含めて書いていきますね。

自分を大切に生きる期間

更年期とは、閉経前後10年間のことを指します。「そんなに長いの？」と思いますよね。そうです。長いんです。

その10年間、ただ耐えるだけ？　仕方ないと諦めるしかないの？

そんなことはありません。諦めず、無理せず、自分を大切にする生き方にシフトする期間。それが更年期なんですよ。

更年期に入ると、まず誰もが「あれ？　生理がおかしいな？」と気づきます。周期が短くなったり長くなったり、経血量が極端に少なくなったり、かと思えばドバッと大量に出て下着を汚してしまったり……。そこでやっと「それなりの年齢になったのね私」と気づくのです。

自分を取り巻く環境を見渡せば、仕事を頑張ってきたり家族のために自分の時間をたくさん使い、気を使い、体力を使ってきた自分。更年期には、そんな生き方から徐々に「自分を大切にしながら生きて行く」ようにしましょう。そうしないとやっていけなくなるんです。無理が利かなくなるのです。

更年期にはいったい何が起きるのでしょうか？

更年期に起きること

生理前だけだった「イライラ」や「落ち込み」などの感情の揺れがいつ起きるかわからなくなります。甘いものが「急に」食べたくなるし、「急に」太って痩せにくくなります。泣き虫になり、ボーッとしてやる気がなくなったりします。

体力が落ち、疲れやすくなり、眠りにくくなります。これらが「ある日突然」自分の身に起きて驚くのです。めまいや偏頭痛、耳鳴りが現れる方もいます。

私の経験上、めまいはかなり多くの方が経験する更年期の始まりの症状の1つです。

更年期に起こることのいくつかは「うつ症状」に非常によく似ています。私自身もうつ症状が出てうつ病と診断され、治療を行いました。あとで考えればあれは更年期の始まりでした。私の症状は、うつ病に使う薬を使わなければならないほど重症だったので、結果的にはその治療で良かったのだと今は思っています。

更年期の症状としてよく聞く「ホットフラッシュ」は、ダラダラととめどなく汗が流れるというイメージが強いかもしれませんね。実は首から上に急激に汗をかき、その汗がピタッと止まるという方がほとんどです。ただ身体が熱くなる、体温が上がるだけの方もいるんですよ。

更年期に差しかかった頃から体が熱いと感じる方もいれば、閉経したら突然症状が出るようになる方もいます。

症状の重さは環境とは無関係

よく「専業主婦だと時間があるから、自分の症状が必要以上に気になり更年期の不調が重くなりやすい」「バリバリ仕事をしていれば、知らぬ間に通り過ぎるのが更年期」などと言いますが、これは全くの誤解です。専業主婦でも重い症状を経験せずに毎日を送れる方はいますし、バリバリ仕事をしているからこそ、自分を大事にするということができずに症状が重くなる方もいます。

症状の重さは性格的なものや遺伝性のもの、それらに全く関係なくホルモン値のアンバランスによるものもあります。更年期の症状が重い・軽いを人と比べたりしないでくださいね。

辛い症状の対処法

更年期には女性ホルモンが減ってきます。閉経するとその量はさらに減りますが、全くゼロになるわけではありません。ここも個人差があるので詳しい治療は婦人科で女性ホルモンの検査をしてから決める事になりますが、その値によって、また不調の度合いによって、治療方針が決められます（治療方針は、２０２４年現在、主なものは漢方治療またはホルモン補充療法などがあります）。ご自身の希望も伝えて、婦人科の医師とよく話し合ってくださいね。

私は女性ホルモン値が異常に低く、生活に支障が出るほどだったので、ホルモン補充療法を希望しました。日本でのホルモン補充療法は、その副作用との兼ね合いで治療に取り入れる医師が少なかったのですが、ここ数年で扱う医師が増えました。

その背景には、閉経後も仕事を続ける、現代の忙しい女性を取り巻く環境があると思われます。

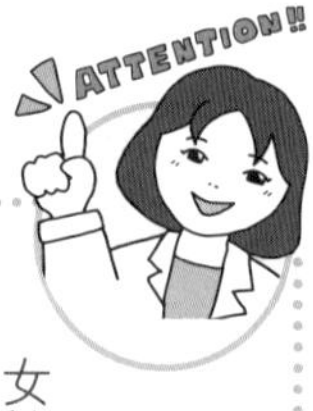

ホルモン補充療法とは？

女性ホルモンのエストロゲンを内服したり塗る・貼るなどして身体に補充する治療法です。子宮内膜が厚くなる、がんになりやすくなるなどが懸念されるため、バランスをとるためのホルモンを同時に内服するのが基本です。

ホルモン補充療法の目的の1つに「骨粗鬆症の予防」が挙げられます。今すでに骨粗鬆症になっているのは70代より上の女性がほとんどで、その理由に「ホルモン補充療法を受けてこなかった」というのが考えられます。それだけでなく、その年代の女性は妊娠中や出産後にカルシウムの補給をしないという時代背景もあるのかな、とこれは個人的な意見ですが、そう感じています。

残念ながらホルモン補充療法に関してはドラッグストアではお役に立てませんが、漢方薬で楽にする方法をご提案することは可能です。一度相談されてみてはいかがでしょう。

更年期以降に気になるコレステロール

更年期以降になって圧倒的に増える状態の1つに「高コレステロール状態」があります。

これは女性ホルモンが体内のコレステロールの生産量を調節していたためで、病気になったわけではないのですが、検診で「コレステロール値が高いから下げましょう」などと言われますよね。

私は毎回検診でひっかかり、総コレステロール値が200を超えますが、婦人科の医師に「コレステロールの薬は必要ありません」と言われ、コレステロールを下げる薬を処方されたことがありません。

もちろん医師は他の値（血圧など）を見てから治療方針を決めるのですが、あなたやあなたの家族がコレステロールを下げる薬を飲んでいて、止めたいなあと思ったら、一度かかりつけ医や婦人科に相談してみましょう。その症状によっては、薬で下げなければいけないレベルの方もいるので、自己判断は避けてくださいね。

生理のセルフケア

生理のセルフケアは、「血液を増やし、血流を良くする」が基本です。

毎月、生理で大量の血液を失う女性。血液の原料となる鉄分の摂取にはドラッグストアで扱っているサプリメントも役立ちますが、基本は食事です。たんぱく質をきちんと摂りましょう。特に赤身の肉やマグロなど赤身の魚、卵は鉄分を豊富に含むたんぱく源です。

生理の時のめまいやふらつき、だるさといった不調には、鉄分の入った栄養ドリンクが意外と良い仕事をしてくれます。鉄分は生理のためだけでなく、やる気や勉強の成果を上げるのにも役立ちます。女性にとっては摂り続けることが大事な成分なので、常に鉄分の摂取を頭に入れて生活しましょう。

豆乳・納豆に含まれる大豆イソフラボンには「女性ホルモン様作用」があり、美容にも健康にも貢献してくれます。サプリメントで摂っても良いでしょう。

そして、おすすめは香り。ローズの香りには脳に作用して女性ホルモンを増やす作用があるそうで、良い香りで心にも栄養を与えられる優れものです。

更年期のセルフケア

これは「無理しないこと」に尽きます！　無理をしたくても無理がきかなくなります。自分に鞭打って、家族のために疲れていても、睡眠を削ってでも働く、というのはもう通用しません。できないものはできない。無理！　と宣言し、人に頼りましょう。今まで身の回りのことを何もしてこなかった家族には、生活能力を身に付けてもらう良い機会だと思って家事を教え込みましょう。その際、自分と同じようにできなくても目をつぶってくださいね。そこで「私がやった方が早い！」とならないように。食事の用意や掃除を手抜きしてでも心と身体を休めましょう。

女性における脳の変化はホルモンと共にあり、閉経以降は「人を育てる」「世話をする」ホルモンが減り、家族の世話をするのがほとほと嫌になったりします。早い人では孫ができたりしますが、孫ができると一度減ったはずのお世話をするホルモンが目覚め、世話が苦にならなくなるのが不思議ですね。ただし、自分の子ではないので、そこまで責任を持たなくて良い気軽さがそこにはあるからとも言えます。

主な症状別の対策

更年期症状の1つに「ホットフラッシュ」があると書きました。これに関しては漢方薬が良い仕事をするので、Ｃｈａｐｔｅｒ３「薬剤師が教える　手軽に買える漢方薬の選び方と豆知識」をお読みください。同様にめまい、イライラなどメンタルの症状にも漢方薬がよく効きます。

更年期のだるさや疲れには「休む」という対処の他に、栄養補給としてたんぱく質やビタミンを摂ると良いでしょう。くれぐれも、カフェインで身体に喝を入れる！　なんて乱暴なことはしないでくださいね。

イライラにはカルシウムやマグネシウムが含まれる食材が良いです。牛乳、アーモンドなど、おやつに取り入れてみると良いでしょう。お世話ホルモンに刺激を与えるとイライラが静まることもあるので、「赤ちゃんや動物に触れる、画像を見る」などしてみましょう。不思議とイライラが落ち着きますよ。

また、落ち込み、やる気が出ない状態には脳内セロトニンを増やす「推し活」や「おしゃべり」「好きな音楽を聴く」などもおすすめします。ちなみに、バナナは脳内セロトニンを増やす食材として有名です。

そして、更年期以降のダイエットには「食べないダイエット」ではなく「たんぱく質などの栄養をきちんと摂って動く」ダイエットが適しています。食事量を落としても思うように体重が減らないので、イライラしてお菓子などの爆食いに走ってしまっては元も子もないですからね。

疲労

fatigue

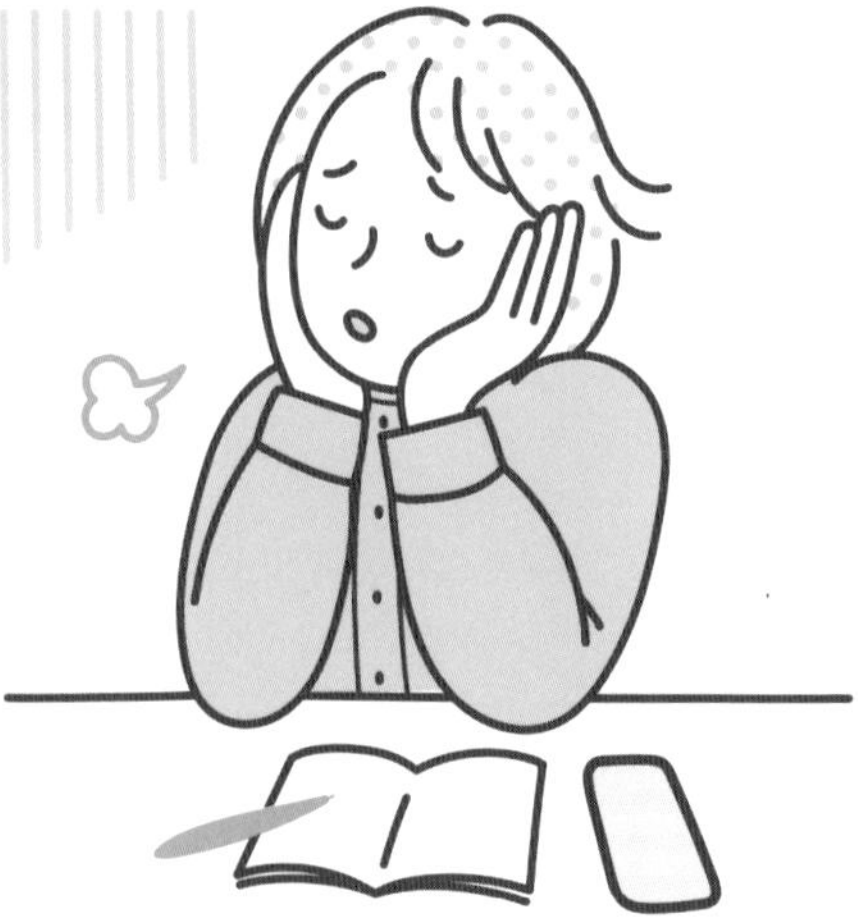

「疲れが取れない」といったご相談はとても多いです。

そして、ドラッグストアでは栄養ドリンク剤が飛ぶように売れています。この現象は、勤勉で真面目な日本人の気質からきているのでしょうか。

「疲れ」は、肉体的な疲労や精神的疲労、内臓の不調や睡眠不足など、さまざまな要因がどんどん蓄積されていって自覚されます。

忙しくて休む時間がない、休むと周囲に迷惑をかけてしまう……など、「疲れ」を取るのが難しい現代。日常の中でほんの少しの時間でも自分の身体と心をケアすることで、疲れは軽減していくはずです。

スタッフへの相談の仕方

原因と状態をチェック

肉体
仕事が肉体労働？　眠れていない？
休めていない？　最近運動をした？

精神
常に緊張している？　真面目な性格？
完璧主義者？　身体の疲れを自覚できない？
ストレスを受けやすい？
常にイライラしている？

内臓
飲酒の習慣がある？　胃の調子は？
薬を常用している？　喫煙している？

睡眠
眠りが浅い？
カフェインはいつ、どれくらい摂っている？
寝る前にスマホを見ている？
夜中にトイレに起きる？
翌日に眠気が残る？

セルフケア

- ☑体調不良の時は思い切って仕事や家事を休む
- ☑食べて栄養を摂る。40代、50代からは特に「たんぱく質」をしっかり
- ☑音楽や香りなどで自分を癒す
- ☑脳と身体を休ませるために睡眠を取る
- ☑「遊ぶ」などの気分転換を積極的に取り入れる

「疲れ」を軽く考えないで

まず、「疲れ」と一言で言っても、その原因はいろいろなはずです。それを「疲れ」とひとくくりにしてしまうと、対処の仕方を間違えてしまうことにもなりかねません。疲れには大きく分けて「1肉体疲労」「2精神疲労」があります。さらに加えると「3内臓疲労」もあります。あなたの疲労はどれに当たるでしょう？　前ページの「原因と状態をチェック」をもとに推測してみてくださいね。

1・2・3の混合タイプも当然ありますが、これらに当てはまると推測された方は、ドラッグストアの商品がお役に立てると思います。

疲れには他にも原因が考えられますが、それを突き止めるためには医療機関での精密な検査を必要とします。1年以上続く疲労、だんだん酷くなる疲労の場合、一度医療機関に相談してみましょう。

また、精神疲労が3週間以上続いて、特にやる気がでない抑うつ状態が続く場合は、心療内科の受診を検討してみてください。

相談する時は原因とそれに伴う状態を伝える

自分の「疲れ」の原因がある程度推測できたら、相談する際にそれを伝えていただくと助かります。「どれに当てはまるか」「1・2・3全てなのか」「いつからか」「どんな時か」「いつもはどんな対処をしているか」「それは功を奏しているか」などを教えてくださいね。

ちなみに、私が勤務しているドラッグストアでは扱っていない通販サイトの商品について「これは効きますか？」「これは良いものですか？」「飲んでも、飲み続けても大丈夫ですか？」などと尋ねられることがよくありますがこうした場合は、箱書きや添付文書を持参していただけると助かります。どんな成分がどの程度入っているか確認せずにCMやチラシだけでお答えするのは難しいからです。

特に海外から個人輸入したものについては、自己判断、自己責任となります。日本では認可が下りていないサプリメントもあるので、十分に注意して購入・使用してくださいね。

また、後述する「眠れない」場合も同様に、いつか、いつからか、どんな時か、今までした対処などを教えてください。

疲れのタイプ別対処法

それぞれの疲れのタイプに応じて、ドラッグストアで販売している商品の一部をご紹介します。

1 肉体疲労：プロテイン、アミノ酸、ビタミン類（特にビタミンB群）、クエン酸

2 精神疲労：脳をリラックスさせる薬（〜尿素）、サプリメント（GABA・セントジョーンズワート）、漢方薬

3 内臓疲労：肝臓水解物、漢方薬

1・2・3全てに使えるもの：高麗人参（自律神経を調節、体力アップ）、ローヤルゼリー（栄養価が高いが消化機能に負担をかけない）、漢方薬

どのタイプの疲れにも重要な要素が「血流」です。

私たちが摂る栄養を各臓器に運んで正常に働かせるようにするのも、筋肉を動かすのにも、全て「血流」が関係します。もちろん、血液のもとになる原料がなければ話になりま

せん。

血液のもとになる商品：プロテイン、アミノ酸、鉄剤
血流を上げるための商品：ビタミンE、漢方薬、EPA、DHA

とはいえ、いくら血流を上げる商品を摂っても消化器系に不調があれば吸収できず、うまく役立てることができません。胃腸の不調の項目を参考に、しっかりケアしましょう。

自律神経の乱れとは？

「疲れは自律神経の乱れからくる」と聞いたことはありませんか？ 自律神経という言葉は私たちになじみのある言葉になっていますが、本当はどういうものかわからない方も多いのではないでしょうか。

自律神経とは、私たちが心と身体を正常に保つために身体が備えている機能の中でも特に大事なものです。自律神経には交感神経と副交感神経があります。そ

の違いを簡単に説明すると、

交感神経：興奮、頑張る、運動する時に活発になる

副交感神経：リラックス、寝る、消化する、休む時に活発になる

となります。

このバランスが整って、初めて私たちは健康な毎日を送れるのです。現代人は交感神経ばかりが活発に働いている方が多く、それが行きすぎて生活に支障が出ている場合に自律神経失調症と診断されるようです。精神疲労の多くはこのバランスの崩れからきます。

疲れと関わりが大きい「睡眠」

「睡眠のことを考えると眠れなくなっちゃう」

冗談のようですが、実際によく聞く話なんです。「睡眠」については異常なほど思い悩んでいる方が多く、そのせいで眠れないという皮肉なことが起きています。

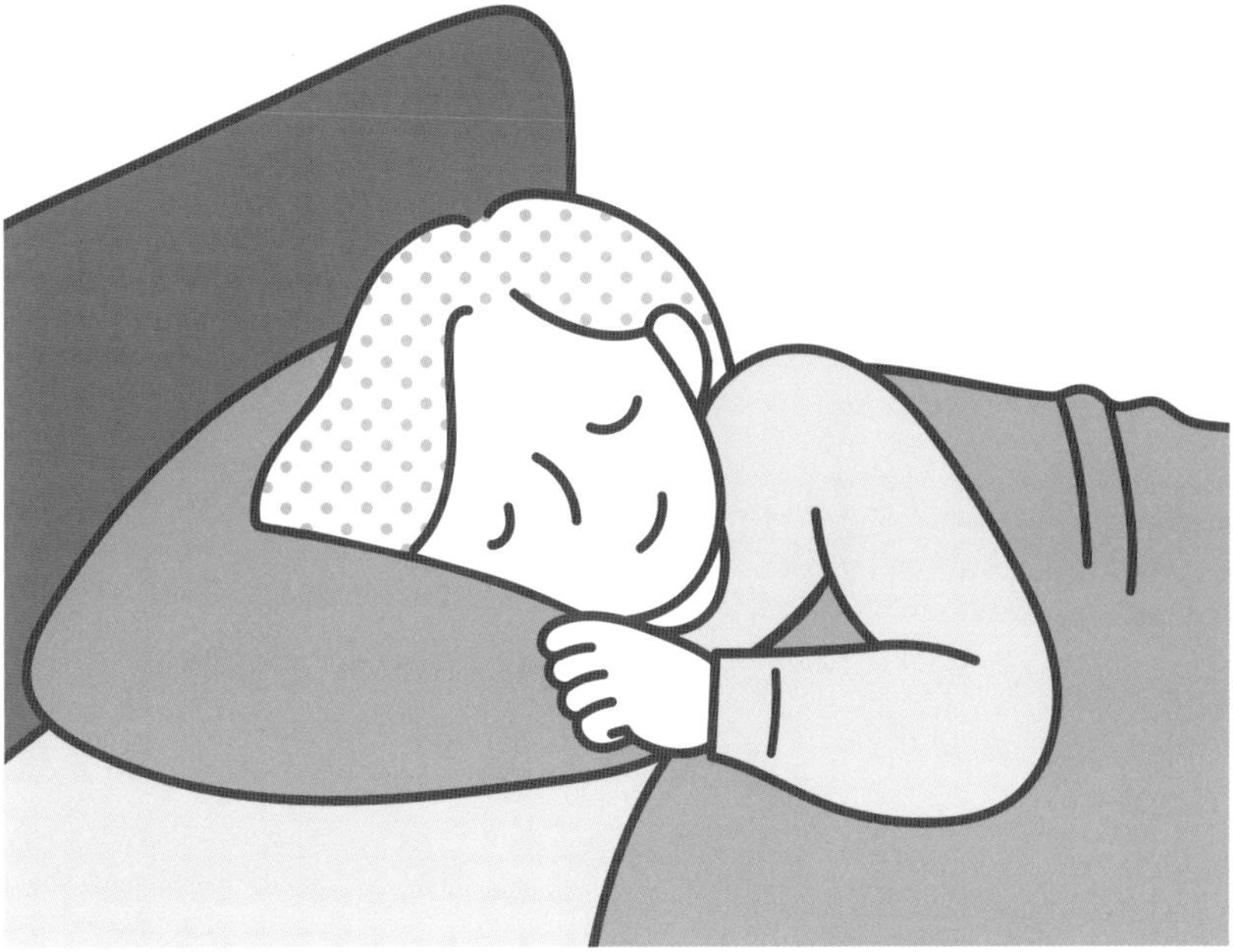

特に多いのが「8時間睡眠欲求」で、年配の方のほとんどはこれに当たります。睡眠は年を重ねると浅く短くなります。
これは生理現象で、年齢的にも長時間の睡眠を必要としなくなるからなのですが、多くの方が「8時間ぐっすり寝ること」にこだわっているのです。

睡眠時間にこだわるのをやめよう

では、人間は何時間寝れば正常なのかというと、それには諸説あり論議の決着がついていないようなので、何時間眠れたかということを人と比べるのはやめた方が良さそうです。

ちなみに、4時間睡眠で元気に仕事をしている方もいますから、各々自分の感覚で寝た感じがするか翌日に眠気が残っていないかを基準にすると良いと思います。

睡眠時間が問題なのではなく、目指すは眠りの質の向上。これが「疲れ」に大きく関わります。

眠れない原因を知る

眠りには「身体を休める」「消化する」「脳をリセットさせる」作用があり、肉体疲労、精神疲労、内臓疲労全てに関して非常に重要となります。

以下の内容に当てはまるかチェックしてみると、自分が眠れない原因がわかってくると思います。原因がわかることはすなわち改善策を見つけることにつながります。

1　寝た感じがするか

これは熟睡感の問題です。夜中に目が覚める中途覚醒も熟睡感を下げます。熟睡を妨げるものには次が挙げられます。

・飲酒

意外な方もいるでしょうが、酒には覚醒作用があります。毎晩寝酒をしていて夜中に目が覚める方は飲酒なしで寝てみてください。特にビールは利尿作用が強く、夜中にトイレに起きる原因にもなります。

・カフェイン

カフェインの覚醒作用はよく知られていますね。カフェインに関しては人によって睡眠に影響する度合いがさまざまです。例えば私は夕食後にコーヒーを飲むだけで睡眠の質が下がると感じていますが、逆に、カフェインをとってもぐっすり眠れてしまう方もいます。カフェインはコーヒーだけに含まれているわけではありません。紅茶、緑茶にも含まれていますが、これは案外知られていないことのようです。若い方に人気があるエナジードリンクのカフェインにも注意が必要です。

・光

部屋の明かり、スマホの光、テレビの光、全てが脳を興奮させるために交感神経が活発になり、眠りにくくなる要因です。私たちの脳は電気がなかった時代からあまり進化していないそうです。明かりがついていると昼間だと脳が勘違いし、活動しなくちゃ！　となるんですね。夜は明かりを消して朝目覚めた時に太陽の光を浴びるようにしましょう。

・**トイレに起きる**

高齢の方に多いです。残念ながらこれを完治させる薬を私は知りませんが、トイレに起きる回数を減らすことはできるようです。

ドラッグストアでは漢方薬、医療機関では膀胱の機能を調整するものがこれに当たります。トイレに起きるのが嫌だから水分摂取量を減らすという方もいますが、水分摂取をあまり控えると前述した血流を悪くすることにもなりかねません。家族が高齢の方はその辺りを踏まえて本人と一緒に水分調整について話し合いましょう。ちなみに健康茶がお好きな方は、カフェインなしのお茶でも利尿作用があることを知っておいてください。

2 翌日に眠気が残る

寝る時間が遅い、中途覚醒ののち、再度の眠りにうまく就けなかったなどが原因になります。また、医療機関で睡眠導入剤を処方されている場合、中途覚醒時に指示とは別に薬を飲んでしまうと翌朝に眠気が残るようです。そして、その眠気を解消するために2度寝する、昼寝する、そして夜に眠れなくなる……。これが悪循環になります。

眠りを改善する商品

睡眠改善薬	ジフェンヒドラミン
サプリメント	GABAなど複数あり

眠りについていろいろと書いてきましたが、人は本当に眠ければ、もしくは必要ならば寝ます。

例えば、昼寝したりうたた寝したりした後に、「ああ、良く寝た！」と思うことはありませんか。そうした「ちょっと寝た時間」を合わせたら、ある程度の睡眠時間が確保されていると思えば、寝られなくなるほど考え込まずにすむかもしれませんね。

「ストレスかな」と思ったら

「ストレスですね」と医療機関で言われて、「はあ、そうなんですか」と煙に巻かれたような気になったことはありませんか？「それで片付けられちゃうんだ」みたいな。

ですが実際は、ストレスのせいで疲れやすかったり、不調が治らないということは、山ほどあります。逆にストレスさえ上手に扱ってしまえば、私たちは自身の健康を自らコントロールしやすくなります。
ストレスは多少ある方が良いとよく言われますが、「過剰なストレス」が身体に負荷をかけてそれが徐々に身体を蝕《むしば》んでいく……。現実は、そんな方が多いのです。

過剰なストレスが及ぼす影響は、次の通りです。

1 眠れない、眠りが浅い：交感神経が活発な状態が続きます。

2 胃腸の調子が悪くなる、食欲不振：血流を下げて胃腸の機能を下げます。

3 意欲がなくなる：電池が切れたように意欲がなくなるのは、脳が強制的に休めと命令するためです。

4 イライラする：リラックスモードに入れないため、常に刺激により感情が高ぶりイライラします。

これらのほぼ全てが「交感神経の興奮」によるものです。ということは、「いかに副交感神経を活発にするか」が鍵を握っているんですね。

要は「いかにリラックスするか」が重要ということなのです。リラックスするのが苦手な方は常日頃から自分がリラックスできるツールを見つけておくと良いですね。音楽、香

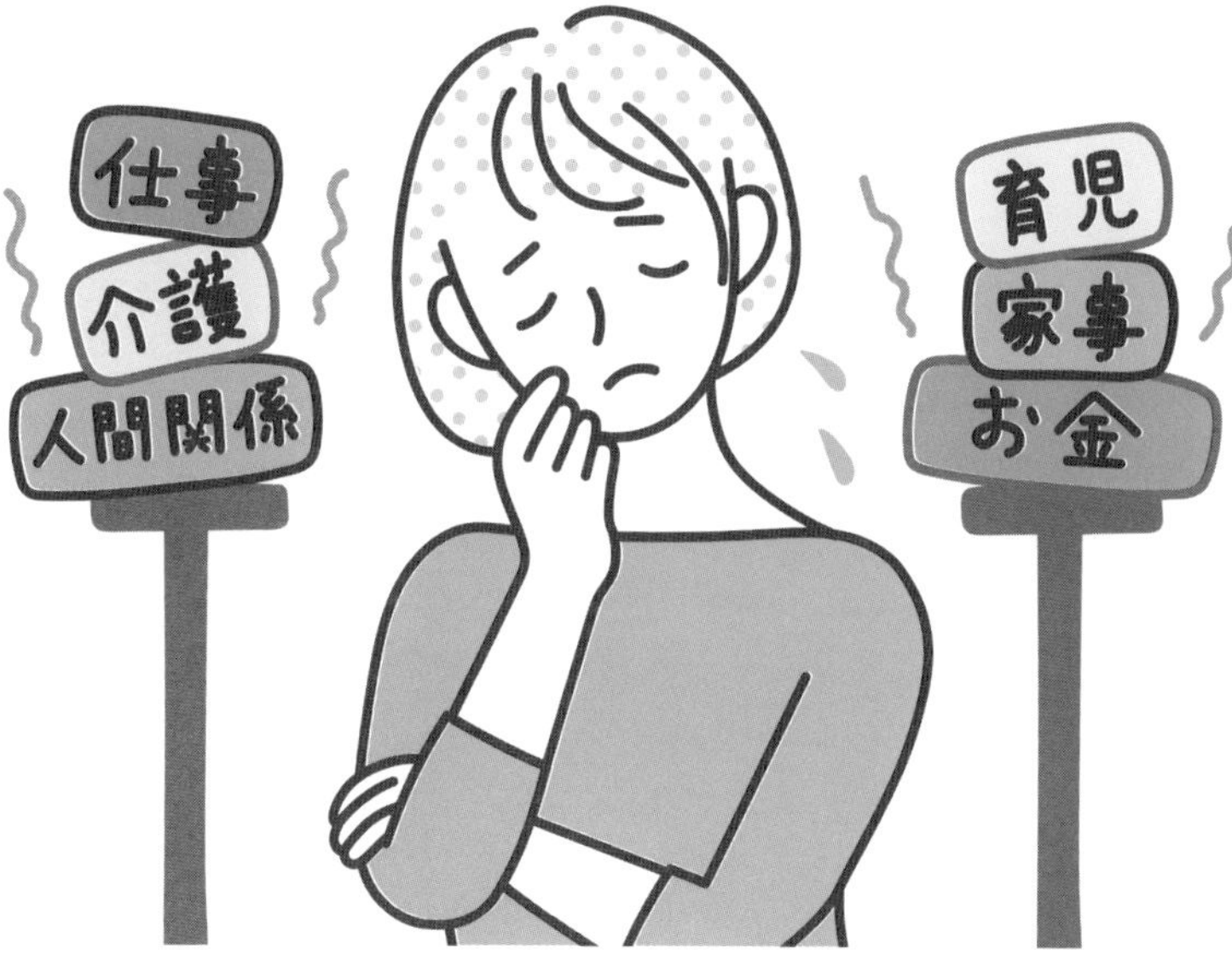

り、入浴、散歩など、人によって違います。

ストレス発散を心がけよう

過剰なストレスの原因は人によりさまざまですが、その原因を取り除くことも考えてみましょう。

「そんなこと言ったって職場で嫌な上司は変わらずそこにいるし。子どもは大きくなったらなったで心配が絶えないし。親がいつ病気になってしまうのかと考えるとストレスだらけだわ」と思うかもしれません。

だからこそ！　ストレスを上手に発散したり避けたりすることが必要なのです。

大きなストレスの原因に、人間関係、特にコミュニケーションの問題が挙げられます。

例えば、いつも自分の言いたいことが言えないという方は、少しずつでもいいので言えるように心がけてみてはどうでしょう。

また、ひとりになる時間を作って好きなことをするだけでも、気持ちは楽になれます。疲れやストレスは悲しみや怒りとなって身体に溜まっていきますから、わんわん泣く、体を動かす、おしゃべりするなどして「たまったエネルギー」を放出してしまうのもおすすめです。すっきりするとその後のリラックス感も得られますよ。

セルフケア

いろいろ書いてきましたが、まとめると、疲れに関するセルフケアとは「仕事や他人よりも自分を大切にすること」なのです。

自分を大切にするとは、具体的にどうすれば良いのか。今一度、整理して書いておきますね。

1　休む

お付き合いやスマホはほどほどにして、寝るのがおすすめ。家族の用事でスケジュールがいっぱいな方は「本当に自分がやらなければいけないのか？」を考えてみましょう。体調不良の時は思い切って仕事や家事を休んでしまうのも大切です。

2 食べる

栄養をきちんと摂りましょう。40代、50代からは特に「たんぱく質」をしっかり。サプリメントの力を上手に借りるのも一案です。疲れた時や空腹時に甘いものを摂るのは、血糖値が乱降下してさらに疲れを呼ぶことにもなりかねませんので注意してください。

3 心を癒す

音楽や香りなどで自分を癒す時間を確保しましょう。おすすめの香りは、ラベンダー、ネロリ、オレンジ、フランキンセンス、ローズ、サンダルウッド（白檀）など。

4 遊ぶ

適度な遊びがあることで心も身体も正常に働きます。カラオケはストレス発散にとても良く、心肺機能を上げるのにも良い娯楽です。旅行など非日常の体験は、気分を変えるのに役立ちます。

5　動く

仕事・家事以外の運動を取り入れましょう。筋肉を動かすと心地良い疲労感を得られるため良質な睡眠を得られるようになります。

6　べきを減らす

休むべき、寝るべき、食べるべき、にならないでくださいね。

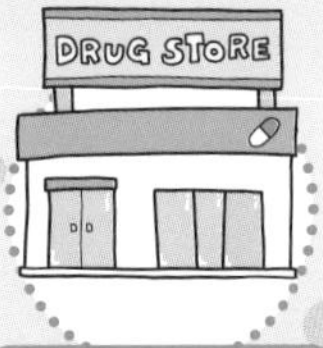

知っ得COLUMN

栄養ドリンク剤は毎日飲んでも良い？

「栄養ドリンク剤は1日1本なら、それを毎日飲んでも良いのよね？」といったご質問をよく受けます。

私の答えはこうです。

病中病後、または季節の変わり目には毎日飲んで疲れをリセットするのは良いでしょう。

ですが、それが1年中となると話は別です。錠剤タイプのビタミン剤などと違い、ドリンク剤には一時的に疲れを取ることを目的とした成分が入っています。その成分にはカフェイン・マムシエキスなど「興奮させるもの」が含まれます。

疲れには「休むこと」も大事と書きましたね。ドリンク剤は「頑張らせる」もの。筋肉疲労をリセットするために運動後に飲むのは良いのですが、休む日にはカフェインなどの興奮させるものが入っていないものにするか、ドリンク剤はお休みして、自分の身体が回復に向けて働くのに委ねましょう。

中にはドリンク剤がないと起きられない、目が覚めない、身体が動かない、という方もいますが、それは肉体的にも精神的にもドリンク剤に依存している状態と言えるでしょう。ドリンク剤を常用し続けて糖尿病になったり、血圧が上がったり、心臓に不具合が生じたり、という方を何人も見てきました。

ドリンク剤は3日に1回程度に抑え、錠剤タイプのビタミン剤を飲むのを優先しましょう。また、漢方薬も良いでしょう。

皮膚トラブル

skin problems

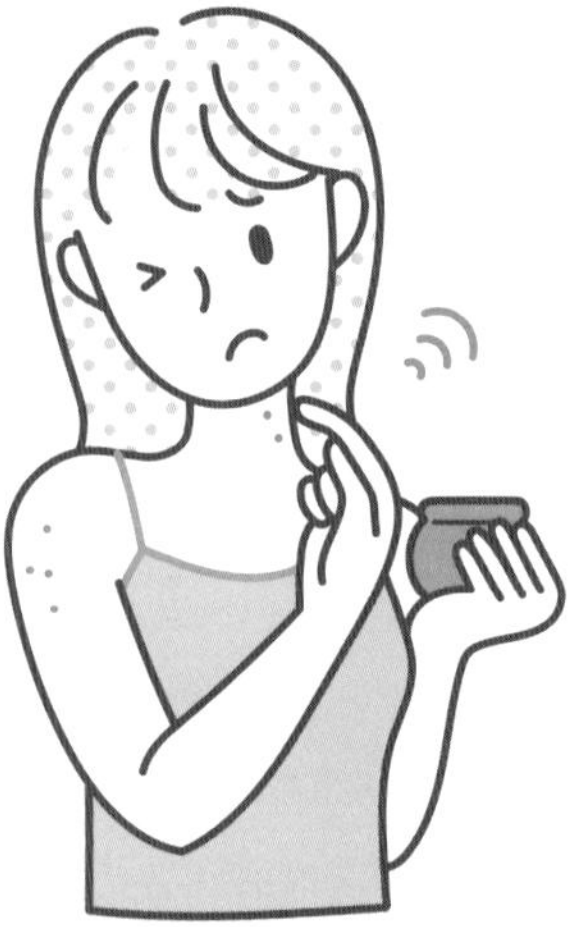

ドラッグストアでおそらく一番難しいご相談は、皮膚のトラブルだと感じています。なぜなら、一見同じように見える皮膚の状態でも原因が違うし、訴える症状もまちまちだからです。

そのため、ドラッグストアに薬を買いに来る際は、事前に自分で「この皮膚のトラブルは何が原因かな」とあたりをつけておくことをおすすめします。

「虫刺されかな?」「あせもかな?」くらいの精度でかまいません。そうすれば自分で商品を選ぶことも可能になります。

スタッフへの相談の仕方

症状と事前の対処をチェック

症状	痒みがある？　化膿（ジュクジュク）している？　皮膚が赤い？　痛みがある？　最初は何から始まった？
対処	相談に来るまでにどう自分で対処をした？　薬を塗った？　医者にかかった？
患部を見せる	可能ならその場で患部を見せる。見せられない部位などは、スマートフォンなどで撮影しておく

セルフケア

- ☑乾燥肌・敏感肌・アトピー体質の場合、乾燥させないよう保湿剤で肌を守る
- ☑日焼けしたら、濡らしたタオルで冷やすなどして早めにクールダウンさせる
- ☑虫に刺されたら、刺されたところを水洗いしてすぐ薬を塗る
- ☑ステロイドを選ぶ
- ☑湿疹・かゆみには、中程度のステロイドが入った薬を早めに塗る
- ☑切り傷・すり傷では、まず患部を水で洗い流す

皮膚の状態は季節に影響されやすい

皮膚のトラブルは、季節によってかなり影響を受ける分野です。日本には四季があるため、季節による原因がわかりやすいのは良い点ですね。

次に季節によって起きやすいトラブル、その原因と選ぶと良い商品や成分について紹介します。

季節別の原因と対処法

●春：部分的にかさつく、アレルギーでかゆみが出るなど

春には紫外線が多くなります。かさつきの原因が紫外線であることはとても多いです。花粉症などのアレルギーもかさつき、かゆみの大きな原因になります。

商品：保湿剤、UVカット剤、かゆみ止めの入ったクリームなど。アレルギーの方は飲み薬も必要

症状と配合成分の関係

①	**痒みがある**：かゆみ止めの成分が入った薬を選ぶ ＊かゆみ止め：ジフェンヒドラミン、マレイン酸クロルフェニラミンなど
②	**化膿**（ジュクジュク）している：抗生物質が入った薬を選ぶ ＊抗生物質：クロラムフェニコール、フラジオマイシンなど
③	**掻き壊した、転んだなど化膿までいかないが感染が心配な時**：殺菌剤が入った薬を選ぶ ＊殺菌剤：クロルヘキシジン、イソプロピルメチルフェノールなど
④	**ピリピリした痒みや痛みがある**：局所麻酔剤が入った薬を選ぶ ＊局所麻酔剤：リドカインなど

皮膚科に行くかどうかを判断するポイント

・かゆみ止めやステロイドなどを塗っても全く効果がない
・赤みやかゆみだけでなく、触ると「ボツボツができている」感じがする
・ボツボツの数が増えていく
・水泡のようなものができている
・痛みを伴う
・化膿が治らない
・皮膚がめくれる
・全身の倦怠感や発熱がある

※皮膚科にかかる時にはそれまでに使った市販薬を持参すると良いでしょう

●梅雨時期：湿疹、化膿、水虫ができやすい。アトピー体質の方の症状が悪化

梅雨時期は身体と外気の水分量のバランスが崩れ、湿疹などの皮膚のトラブルが起きやすくなります。また、細菌が繁殖しやすい季節なので、菌によるトラブルである化膿、水虫が増えます。アトピー体質の方はそもそも皮膚の菌のバランスが良くないため悪化しやすくなるのです。

商品：抗生物質、殺菌剤、水虫専用薬。炎症・かゆみの度合いによってはステロイド入りのクリームなど

●夏：あせも、日焼け、虫刺されなど

あせもは自分の汗が刺激になって炎症・かゆみが起きるトラブルです。他の季節よりも日焼けが多いのは肌の露出面積が大きくなるせいでしょう。虫刺されのトラブルは秋にもありますが、アウトドアで夏休みを過ごす方の多い夏が圧倒的に多いです。

商品：虫除け、炎症を抑える酸化亜鉛、かゆみ止め、ピリピリした皮膚表面のかゆみを鎮める局所麻酔剤の入った虫刺され薬、症状の度合いによってはステロイド入りのもの。掻き壊してしまったら殺菌剤入りのかゆみ止め

●秋：突然カサつく、かかとなどが硬くなり始める

夏は汗をかくので肌が潤っているように感じますが、実は汗とともに潤いも失われています。その影響が秋になって出てくるため、皮膚のかさつきや硬さが急に出てくるようになるのです。また、夏の間のクーラーや冷たいものの摂取で身体の中が冷えているために血行不良になり、それがかさつきや硬さの原因にもなります。

商品：保湿剤、血行を良くするビタミンEの入ったクリームなど

●冬：乾燥肌、かゆみ、荒れ、ひび割れ、しもやけ

いよいよ乾燥、冷えが強くなります。冬には誰でも皮脂の分泌量が減るため、乾燥しやすくなります。しもやけは温度差による血行不良が原因です。

商品：保湿剤、血行を良くするビタミンE、硬い皮膚を柔らかくする尿素の入ったクリーム、皮脂を補給して皮膚を保護するクリームやオイルなど

季節に関わらない皮膚トラブル

季節に関係なくご相談の多いものは、湿疹、頭皮の痒み、じんましん、かぶれ、女性のデリケートゾーンのトラブル、火傷、擦り傷、切り傷、魚の目・イボなどです。

●原因のわからない湿疹、頭皮の痒み

特に年配の方に多く見られ、高齢になると皮脂の分泌量が減るため、冬以外にも乾燥しやすくなります。高齢のご家族がいる方は、ご本人に「年をとると痒みや湿疹が出やすい」ことを伝えておけば少しは安心してもらえるのではないでしょうか。かゆみや湿疹は乾燥が原因のものが多いようなので、保湿を念入りにするよう教えてあげてくださいね。

商品：保湿剤・かゆみ止め、炎症を治すもの、症状の強さによってはステロイド

●じんましん、かぶれ

じんましんは何かしらのアレルギーによって起きることがほとんどですが、疲れが原因のこともあります。また、かぶれは、薬、植物、化粧品などによるものが多いです。

商品：かゆみ止め、炎症を治すもの、症状の強さによってはステロイド
選ぶ

●女性のデリケートゾーンのトラブル

原因は自分の汗・尿・生理の血液やおりものです。特に生理中のナプキンの使用が悪化の原因となります。

商品：かゆみ止め、炎症を治すもの。ステロイドはＮＧ。デリケートゾーン専用のものを選ぶ

かゆみが強いおりものは、カンジダという病気の可能性があるので婦人科に相談しましょう。一度診断されれば次からはドラッグストアで薬剤師がいる時に同様の治療薬を購入できます。

商品：第１類医薬品のカンジダ再発用専用薬

●火傷、擦り傷、切り傷

これらは、初期の対応が非常に重要になります。

商品：殺菌・消毒薬、痛みには局所麻酔剤入りのもの

●魚の目、タコ、イボ

物理的にこすれてできるものがほとんどですが、イボには加齢によるものと病的なものとがあります。大きくなっていくイボは念のため皮膚科で調べてもらいましょう。

商品：硬い魚の目、タコには専用薬。柔らかいイボには化粧品・薏苡仁《よくいにん》の飲み薬

イボのできる場所に注意

魚の目、イボには専用薬（サリチル酸）がありますが、箱書きにも明記してあるように顔、首など皮膚の柔らかい部分にできたイボには専用薬は使えません。化粧品・医薬部外品の中からイボをターゲットにした商品を選びましょう。これを守らなかったために患部がひどい火傷のようにただれて治療が必要になった事例もあります。くれぐれも自己判断で使わないよう、注意してくださいね。

セルフケア

皮膚のトラブルは自宅での治療が中心になります。自宅での治療とセルフケアは「予防」と「初期の対応」「治るまでのケア」の3段階に分かれます。特にご相談が多い皮膚のトラブルについてそれぞれの段階のセルフケアを書きます。

1 乾燥肌・敏感肌・アトピー*体質

●予防

これらのトラブルの予防は「とにかく乾燥させないこと」「油分を与えること」です。特に皮脂分泌が減る冬は、外からの刺激で皮脂がさらに減らないようにする必要があります。特に高齢の方は、多めの保湿剤を使うよう心がけましょう。

皮脂を取ってしまう行為を避けることも大事です。油汚れを落とす作用の強い食器用洗剤、熱いお湯は皮膚表面の油分やたんぱく質まで取ってしまうので、なるべく使わないようにしましょう。使用頻度を減らすだけでも予防になります。洗い物の際には手袋を着用

*皮膚が乾燥しやすく、バリア機能が低下している体質

するのも簡単なケアになります。

また、特に全身が乾燥する要因の1つが入浴です。せっかく身体を温め血行を良くしてくれる入浴がマイナス要因とならないようにするには、1番風呂を避け、塩素の影響を最小限にするために重曹などを入れてお湯の刺激から肌を守ることです。これは簡単でお金のかからない方法です。特に冬は、夏のように頻繁に石鹸やボディーソープを使わないようにしましょう。身体を洗う際には刺激の強いボディータオルは避けて綿でできた手ぬぐいを使うこともおすすめします。

●初期の対応

こまめにクリームなどの保湿剤を塗りましょう。顔の乾燥は化粧品を敏感肌用のものに変えて刺激を最小限にすることで症状が悪化するのを防げます。

アレルギーが原因の場合は、症状が出だしたらなるべく早く抗アレルギー薬を飲んだり保湿剤で肌を守りましょう。また、あまりひどくない症状の時にはお化粧はした方が肌にアレルギーの元がつくのを防ぐことができます。

その他、身体を温めて血行を良くすると症状が和らぎますが、食べ物で冷やしては元も子もありません。身体を冷やす食べ物はなるべく避けましょう。

●治るまでのケア

漢方薬で体質改善をする、体力をつけるなどは根気よく治すために必要なことです。食事がインスタントばかりの方はなるべく手作りすることで徐々に体質が改善されます。

特に、ビタミンB群・ビタミンCは肌の健康に欠かせません。サプリメントも上手に使ってバランス良く補給するようにしましょう。また、乳酸菌などプロバイオティクスで腸内環境を良くすると外部からの刺激に負けない身体作りができます。

紫外線は過剰に予防せず、日光に当たる時間を確保するとビタミンDが生成されアレルギー体質の改善に役立ちます。窓越しの光で十分なので、外出できない時には窓越しに日向ぼっこがおすすめです。

毎年悩まされている方は、一度皮膚科に相談すると良いでしょう。

2 日焼け

●予防

日常生活で強い*日焼け止めはそれほど必要ではありません。アウトドアで遊ぶ、日差し

*SPF50、PA+++など

が強い場所に行くなどの際は忘れずに使いましょう。

日焼け止めは、汗をかいたり、顔や身体を洗ったり、汗を拭くたびに落ちてしまうので、こまめに塗り直すのが肝心です。水や雪で遊ぶ際には反射光での日焼けにも注意ですよ。

●初期の対応

日焼けしたらなるべく早くクールダウンさせるのが肝心です。濡らしたタオルで冷やす、化粧水を冷やしてパッティングする、アロエジェルを塗るなどして炎症を鎮めて乾燥を防ぐと良いでしょう。顔には、水分補給も兼ねてその日のうちにパックをしてケアするとシワを防げます。メントール入りの商品は刺激が強く痛みで飛び上がることもあるので、できれば控えることをおすすめします。

●治るまでのケア

日焼けはクールダウン後も保湿を心がけましょう。日焼けは火傷と同じです。炎症がひどい時には市販のステロイドの使用が必要なこともあるので相談してください。無理に皮をむくと赤く腫れて痛むことがあるのでくれぐれも気をつけてくださいね。

3 虫刺され

●予防

アウトドアでの虫刺されは、「森林」「ヤブ」「水辺」で多く発生し、時間では夕方が危険です。そのような場所や時間に外出する時には前もって虫除けを使用・持参しましょう。パウダー入りの虫除けは吸い込まないように注意してくださいね。子どもに使う時は、容器に記載されいている使用回数を確認しましょう。使いやすいペーパータイプの虫除けもあります。

虫除け剤の成分イカリジンとディートとは？

イカリジンは、ディートから皮膚への刺激性を除いた成分で虫除けとしての強さは同程度です。適用する虫は、主に蚊、ブヨ、アブ、マダニで、ディートと同様いろいろな虫に適しています。イカリジンは日本では年齢制限や使用回数が決まっていないため「子どもにも安心」などと、パッケージに記載されています。

●初期の対応

虫刺されの薬を持っている場合は、水洗いした後すぐに使います。刺された箇所よりも広めに塗るとかゆみや腫れがひきやすいです。1日数回、塗りましょう。

アウトドアで毒虫がいそうな場所に行く際には、前もってポイズンリムーバーと呼ばれる毒を吸い取る道具を用意しておくと安心です。そのような道具がなくて刺された場合には、患部を指などで絞り毒を出すなどし、水洗いするだけでも悪化を防ぐことができます。

蜂に刺されたら、針が抜ければ抜いておきます。腫れの範囲が広い時や体調が優れない場合には医療機関を受診するようにしてください。

●治るまでのケア

毒の強い虫に刺されるとなかなか治りません。1日3～5回塗り薬を使用して根気よく治療しましょう。ひどい時には治るまで2週間から1ヶ月かかることもあります。市販の薬であまり良くならない場合には皮膚科に相談しましょう。

蜂に刺された場合は、強めのステロイドを選んでください。アレルギー体質の方は飲み薬を併用すると治りが早くなります。

また、虫刺されの痕が黒く残ってしまったら、ヘパリン類似物質の入ったクリームを使う跡が消えやすくなります。

4 湿疹、かゆみ、あせも、かぶれなど

●予防

湿疹・かゆみの原因は特定できないものも多いのですが、「かゆくて掻きすぎた」ために湿疹になることがあるようです。寝ている間に無意識にかいてしまう場合には寝る前にかゆみ止めの薬を飲むと良いでしょう。

あせもは汗の成分が肌の刺激となって起きるのでこまめに拭く、シャワーを浴びるなどして汗を洗い流すことで予防できます。ベビーパウダーを使うのもおすすめです。

かぶれの原因のほとんどは接触性といって「触れた物質」によるアレルギーです。湿布を使うと、かぶれることがわかっていたら湿布ではなく塗り薬を使う、化粧品が肌に合わないことが多い方は新しいものを購入する前にサンプルを使ってみる、草取りをするとかぶれる方は手袋をするなどして予防しましょう。また、日光かぶれ（日光アレルギー）を起こしやすい方はＵＶカットできる洋服や化粧品の使用が必須です。

●初期の対応

湿疹・かゆみはかき壊す前に対処をしましょう。冷やすことでかゆみが緩和されることもあります。薬は中程度のステロイドが入ったものを早めに塗るのがおすすめです。

あせもはピリピリしたかゆみが特徴です。かゆみ止めには、ピリピリしたかゆみに効く局所麻酔剤、酸化亜鉛が入ったものを塗ると悪化を防げます。汗腺をふさいで治りを遅くしてしまうため、あせもができてしまったら、ベビーパウダーは使わないようにしてください。ベビーパウダーは予防には効果的です。

かぶれ（特に接触性）を自覚したら、すぐに水洗いします。湿布などは剥がしても成分が肌に残っているので、洗えるものはぬるま湯で洗い流し、石けんは使わない方が良いでしょう。洗い流してもかゆみや赤みが残る場合には、かゆみ止めや炎症を治す成分の入った薬を塗るのがおすすめです。ステロイドは弱～中程度のもので十分で、患部以外に塗り広げないようにしましょう。

●治るまでのケア

赤みやかゆみがなくなるまで、回数を守ってしっかり薬を使ってください。治らない方のほとんどは使う回数が少ないです。最低でも1日3回、数回は塗ってください。中途半端にやめるとぶり返すことがあります。ステロイドを使う場合には、良くなってきたら回数を徐々に減らしていきます。なかなか治らない場合には、皮膚科へ相談しましょう。

5 切り傷、すり傷

●初期の対応

最初にすることは患部を水で洗い流すことです。傷口の周りや傷口に入り込んだ石や砂利、汚れを洗い流しましょう。出血している場合の処置も同様ですが、傷が深くて出血量が多い場合には医療機関（外科がベスト）を受診してください。ちなみにドラッグストアでは、止血剤は買えません。水洗いの後、消毒薬を塗って乾かすのは一昔前のやり方です。今は湿潤療法（モイストヒーリング）といって、身体が自ら傷口から出す液体によって薬を使わずに治すやり方が主流になっています。

水で洗い流したら、なるべく早く湿潤療法用の絆創膏を貼りましょう。消毒してから、薬を塗ってからではダメですよ。絆創膏は毎日取り替えず、湿潤液が絆創膏からはみ出たらそっと剥がし、水洗いして貼り直す、を繰り返します。すでに化膿している、時間が経っている場合、薬を使ってからは、湿潤療法は使えないので注意してください。

湿潤療法が使えない場合は消毒薬で消毒後、ガーゼや絆創膏を使って傷口をカバーします。化膿している場合は抗生物質の入った塗り薬を傷口ではなくガーゼの側に塗って、患部を覆いましょう。

●治るまでのケア

湿潤療法の場合には、絆創膏を貼り直すたびに傷口の状態を見て塞がってきたらケアを終了します。湿潤療法ではない場合、1日に2回は包帯やガーゼを取り替えます。1日1回では不十分です。その際、傷口を水で洗って古い薬や絆創膏ののりを綺麗にしましょう。これを怠ると化膿したり、治りが遅くなったりします。

当然ですが、汚れたガーゼや包帯を使い続けるのは良くありません。傷を治すにはまずは清潔が1番です。ばい菌はあちこちにいて、傷口が好きなばい菌は特にたちが悪く、放っておくと全身にばい菌が回ることになります。切り傷やすり傷を侮ってはいけませんよ。

傷や化膿がいつまでも治らない場合や動物にかまれた場合は、医療機関を受診してください。市販では売っていない、飲む抗生物質が必要な場合があり、処方してくれます。

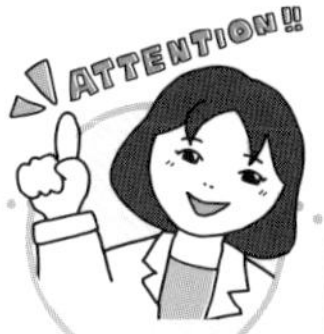

帯状疱疹と口唇ヘルペスは同じウイルス

帯状疱疹は、医師でも皮膚科専門医でなければ見分けがつきにくいやっかいな皮膚トラブルの1つです。薬剤師の私でも自分が帯状疱疹になった時に判断が難しく、市販の薬を使っても治らずに初めて「帯状疱疹かも」と気づいたことがあります。「帯状」とあっても「湿疹が帯状に出る」とは限らず、ポツンポツンと離れて出た湿疹や頭にできた湿疹が帯状疱疹とわからずに、「ステロイドの塗り薬を塗っても治らない」ということが起きます。

帯状疱疹は、免疫力が落ちたり疲れが溜まると起きやすくなります。強い日差しに当たる、抗生物質を飲む、なども免疫力を落とす要因の1つですが、他にもいろいろな要因によって免疫力が落ちて帯状疱疹にかかる方が増えています。「帯状疱疹かな?」と思ったら、なるべく早く皮膚科に診てもらいましょう。専門の薬を処方してくれます。

なお、口唇ヘルペスを起こすウイルスは帯状疱疹を起こすウイルスと同じですが、口唇ヘルペスを繰り返す方のために、第1類医薬品の口唇ヘルペス再発用専門薬があります。口唇ヘルペスを繰り返す方は、特に疲れが引き金になることが多いようです。「無理をするなという身体のサインだな」と考えて、休息を取るようにしましょう。

民間療法について

皮膚のトラブルには、昔から民間療法が用いられてきました。例えば、「火傷や日焼けにアロエの皮を貼る」「蚊や蜂に刺されたら尿をかける」「ヘビイチゴを焼酎に漬けたものは皮膚のトラブルに万能」などです。

どれもある程度は理にかなっており、全く否定するものではありません。ですが、過信して治りが遅くなったり、悪化させることもよくあり、困って駆け込んで来られる方が後を絶ちません。

2、3回または2、3日経っても治らない、改善しない場合には、市販薬を使いましょう。

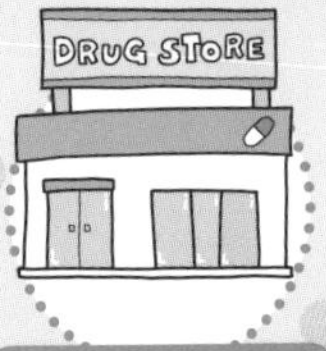

知っ得COLUMN

ステロイドの選び方と使い方

ステロイドの塗り薬には強さが5段階あり、ドラッグストアで手に入るのは1～3までの強さのものです。1は弱い、2は普通、3は強いステロイドです。4はとても強い、5は最強となります。

売り場に「これは1の強さですよ」とは書いていないので、スタッフに尋ねましょう。「弱いステロイド」「普通（または中程度）のステロイド」「強いステロイド」と伝えると良いですね。

また、ステロイドは塗る場所によって吸収率が変わります。顔の吸収率は手や体に比べて約10倍、デリケートゾーンは40倍以上にもなります。必要以上に強いステロイドを使うと、使用をやめた時に悪化したり皮膚の色が変わるなど、あまり良くないことが起きるのでやめましょう。顔やデリケートゾーンにはステロイドをなるべく使わないか、使っても1の弱いものにするのがおすすめです。

顔やデリケートゾーン以外の部分には、2の普通のレベルのものが使いやすいし選びやすいと思います。これは箱に「PVA」「アンテドラッグ」と書いてあるのでわかりやすいです。PVAは強さが普通であるだけでなく、身体に入ってから副作用が起きにくい成分で、安全性と効果の高さを兼ね備えており、一家に1つあると使い勝手の良いステロイドです。

化膿している部位には基本的にステロイドは使いません。悪化の可能性があるからです。ですが、顔に赤みのあるブツブツができて押すと痛く、痒みもある場合には、弱いステロイドと抗生物質が一緒になった薬がとてもよく効きます。

また、アトピー性皮膚炎などで過去に医師に処方されたことがある方、蜂に刺された場合は3の強いステロイドを選ぶと良いでしょう。

Chapter

3

ドラッグストアにも、いろいろな種類の
漢方薬があるのをご存じですか。
まだ漢方薬にはなじみがないという
方が多いなか、漢方薬の選び方や
使い方をわかりやすく解説します。

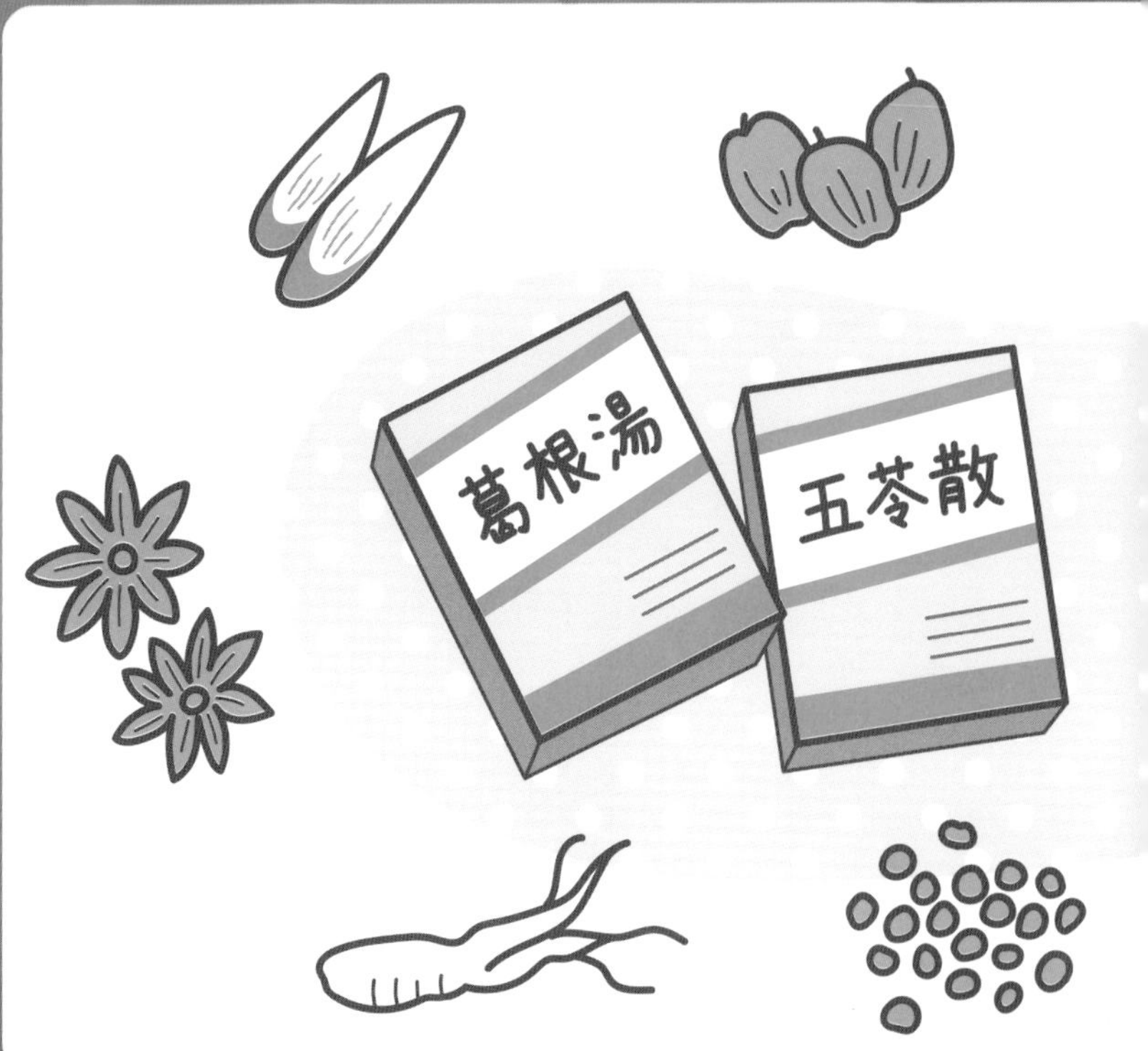

薬剤師が教える

手軽に買える漢方薬の選び方と豆知識

漢方薬をおすすめしたい理由

身体の不調を治すのに、日本では「西洋薬」と「漢方薬」の2つがよく使われています。

2つの目的は大きく異なり、

- **西洋薬は症状の緩和**
- **漢方薬は身体のバランスを正常に戻す**

となっています。

例えば風邪1つをとっても、西洋薬では咳に、鼻水に、熱に……と、症状に応じて薬を足したり変えたりしますが、漢方薬は複数の症状が1つの処方でカバーできることが多いです。副作用（目的とは違う作用）も、西洋薬では眠気、口の渇きなど、日常的に困るものが多いのですが、漢方薬はそのような副作用はあまりありません。現代の日本においての「多剤投与」「副作用を抑えるために薬が増える」という問題点は、漢方薬を併用することである程度改善されてきました。

また、日本人は昔から「植物を不調や治療に用いる」ことをしてきたため、植物との相性が良いようです。石油からできている西洋薬より、植物からできている漢方薬の方が身体に優しい、といったイメージもありますね。

このような点から、私は「薬の種類を増やしたくない人」「身体に優しい薬を使いたい人」「眠くなるのが嫌な人」「昔からの治療に近いものを使いたい人」に漢方薬をおすすめしています。もちろん、西洋薬をいくら飲んでも治らない方におすすめできるのも漢方薬です。

ドラッグストアにある漢方薬の基本的な考え方と使い方

10数年前、ドラッグストアにあるメジャーな漢方薬は「葛根湯」くらいでした。しかし現在では一般消費者の漢方薬への関心が高くなり、ドラッグストアにある漢方薬の種類も格段に増えています。

だからこそ「どうやって選ぶの？」「私にはどれが一番良いの？」と悩む方が増えているのですが、その情報源のほとんどはテレビかインターネットです。そして、そこから得られる情報の最大の弱点は〝比較できないこと〟。そのため、「風邪には葛根湯」と聞けば、誰もが葛根湯を買うという現象が起きています。他にも風邪に良い漢方薬はあるのですが、誰も教えてくれないのですから、わからないのも無理はありません。

漢方薬と言えば中医学という難しい学問を連想し、舌や脈を診て薬を選ぶのが正しいと思う方も多いでしょう。漢方専門医や中医学をしっかり学んだ方にとって、本書の解説は物足りないかもしれません。

ドラッグストアに中医学を学んだ専門性を持つスタッフを常勤させることは、不可能に近いのが現状です。

ドラッグストアで手軽に漢方薬が手に入る時代、漢方薬を手軽に試せるように、Ｃｈａｐｔｅｒ３では漢方薬を飲む時の基本的な考え方・選び方・使い方をお伝えします。

なお本書は、妊婦や授乳婦、心臓病や高血圧症などの基礎疾患のない方に向けて書いています。妊婦や授乳婦、心臓病や高血圧症など持病のある方には注意する漢方薬がありますので、漢方薬を利用したい場合は、必ずかかりつけ医に相談してください。かかりつけ医のいない場合は、薬剤師がお話を伺いますので申し出てくださいね。

市販の漢方薬を選ぶコツ

医療用と市販の漢方薬との違い

医療用の漢方薬（ツムラ○番などのエキス剤）とドラッグストアで販売している漢方薬の最大の違いは「濃度」です。医療用のものが100%とすると、市販の漢方は50～70%。薄い[*]んですよね。でもだからこそ、使いやすいという利点があります。気軽に試してみることができるのです。

多くの方が勘違いしていることの1つに「漢方薬は長く飲まなければ効かない」というものがありますが、実は漢方薬には「即効性を期待できるもの」と「体質改善のためにじっくり飲む必要があるもの」があります。前者は葛根湯などの風邪用のものや頭痛用。

＊「満量処方」と記載があるものは、医療用と同濃度。

後者は尿のトラブル、睡眠の改善用のものなどです。ですからお悩みの種類によっては「長く飲まなくても効果がある」ということになります。

ドラッグストアにある漢方薬のほとんどは短い日数分のものですが、それにはこんな理由もあります。それは「飲み続けられるか」「味は大丈夫か」「困ったことが起きないか」をチェックするためです。また、東洋医学的な考え方で言うと「ずっと同じ薬では対処できない」こともあります。

風邪の例でいうと、ひき始めはゾクゾク、次の日には熱が出て、喉の痛みから咳に移行する、治ったと思ってもなんだかすっきりしない。そんな経過をたどりませんか？　漢方薬は、その経過ごとに飲む薬が異なります。だから短い日数の物を複数種類持っておく方が良いんですね。その経過ごとにどれを飲んだら良いか、だいたいの目安を書きましたので参考にしてください。

市販の漢方の簡単な選び方

まず箱に書いてある症状をチェックすることから始めましょう。

この例で言うと、

〈パッケージ表〉

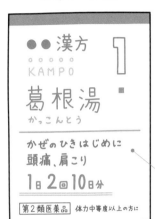

パッケージに書かれている症状をチェック

〈パッケージ裏〉

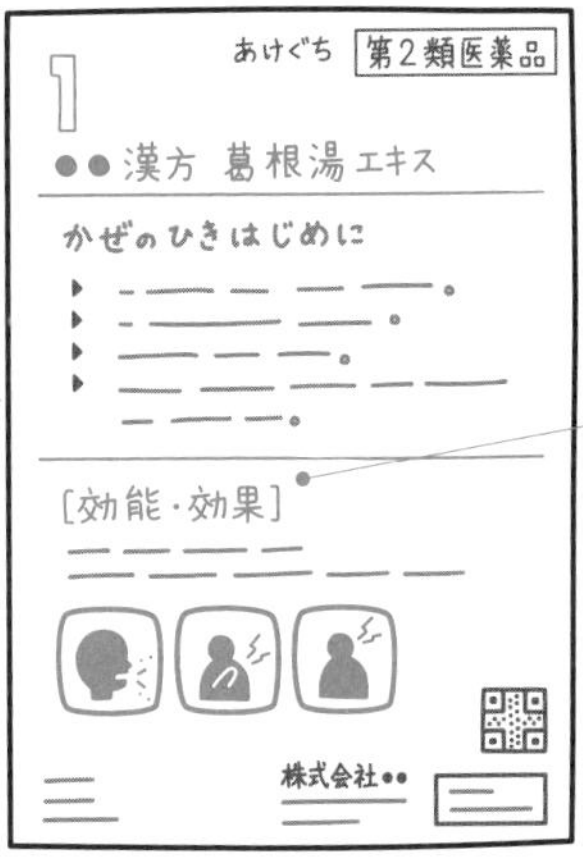

拡大してみると…

効果・効能

❶体力中等度以上のものの次の諸症状：感冒の初期（❷汗をかいていないもの）、❸鼻かぜ、鼻炎、❹頭痛、肩こり❺筋肉痛、手や肩の痛み

①体力中程度以上

中程度以上という表現はわかりにくいと思いますが、要は「そんなに弱ってない」「そんなに頑丈でもない」「普通の体力の人」のこと。体ががっちりしていて、いかにも丈夫そうな方は、体力充実、いかにも弱そうな方は虚弱などです。

②汗をかいていないもの

この漢方薬（葛根湯）は、汗腺を開かせて汗を出す作用があります。すでに汗が出てしまっている場合に飲むと汗が止まらない、ぐったりしてしまうなどが起きますので要注意です！　熱がこもって汗が出ない、微熱が続く時に最適な漢方薬です。

③鼻かぜ、鼻炎

この漢方薬を使う代表的な症状が載っています。花粉症の項目でも書きましたが、鼻水の症状の時は温めると楽になるんですよね。葛根湯は、身体を温める作用に優れた漢方薬ですので、鼻症状にも良く効きます。

④頭痛、肩こり

パッケージ裏に記載されている内容例

成分	分量	成分	分量
日局カッコン	2.68g	日局ケイヒ	1.34g
日局タイソウ	2.01g	日局シャクヤク	1.34g
日局マオウ	2.01g	日局ショウキョウ	1.34g
日局カンゾウ	1.34g		

記載例：本品2包（5.0g）中、下記の割合の葛根湯エキス（2/3量）2.5gを含有します。

葛根湯は「汗腺を開かせる」と書きましたが、「穴」を開かせるイメージで捉えてください。なのでどちらかというと頭痛、肩こりなど「詰まったものを楽に」します。

⑤筋肉痛、手や肩の痛み

この記載は「葛根湯の効能効果」というよりは、葛根湯を構成する生薬成分の効能効果として考えた方が良いでしょう。成分・分量をご覧ください。

成分・分量

下線を引いた生薬*には、

- 血流を良くする作用
- 痛みを緩和する作用

＊漢方薬を構成する成分。多くは植物の根・葉・茎から採ったものだが、まれに動物由来のものもあります。

漢方薬を選ぶポイント

1	表書きの症状をまず見て自分に該当すればそれを選ぶ
2	裏書きの体力（または体型）が自分に合っているか確認、自分に合っていればそれを選ぶ
3	1・2も含めて裏書きの症状も自分に該当すれば、最も合う漢方薬

・炎症を抑える作用があります。だから筋肉痛や手や肩の痛みに使えるんですね。

ここまでの説明で、漢方は「その処方の効能効果を期待して飲む」「その構成する生薬の作用を期待して飲む」という両面から捉えることができること、処方として欲しいものが売っていなくても構成する生薬を見てとりあえず飲んでみることも可能になる、という活用方法がおわかりいただけたのではないかと思います。

こういうことを知っておくと、例えばインフルエンザのように突然高熱が出る風邪には葛根湯では対応できないのがなんとなくご理解いただけるのではないでしょうか。

漢方薬は飲み方も重要

漢方薬の場合、飲むタイミングがとても大切になってきます。症状によって違いがあるので気をつけましょう。

風邪・頭痛などの場合

風邪は特に「飲むタイミング」が重要です。「ゾクッときたら即！　その場で飲む」くらい、その時に飲んで欲しいので、カバンや会社の机の中などに常備しておいて、飲むタイミングを逃さないようにしましょう。

漢方薬は基本的に「温めて」または「温かいお湯、白湯で」で飲みます。液体のものはそのまま飲めて重宝しますが、身体を温めるためにできればその後も温かい飲み物などを摂ることをおすすめします。

また、葛根湯など「湯」と名前についている漢方薬は、お湯に溶かして飲むと吸収も効果も高まります。味も良くなるので、漢方薬の味が苦手な方は騙されたと思ってお湯に溶かして飲んでみてくださいね。どうしても味が苦手な方や1歳以上の子どもは、お湯に溶かした後にはちみつや黒糖、砂糖を入れて飲んでもOKとします。

風邪のひき始め、頭痛以外の症状の場合

まずは3日分飲んでみましょう。吐いてしまうほど不味く感じる場合、その漢方はあなたの身体、今の状態に合いません。ただし、お湯に溶かすと飲みやすくなるものもあるので、試してから判断しましょう。

3日分続けて何も問題がなければ、1週間、2週間、1ヶ月……と日数を延ばします。だいたい1ヶ月が、効果のほどを自己分析するタイミングだと思います。その際、身体に全く変化がない場合には、薬を変えるか、漢方専門医に相談をしてみてください。ちなみに漢方専門医の指導のもとで体質改善する場合は、3ヶ月~1年単位の治療となることがほとんどです。

疾患別　漢方薬の比較

ここでは、風邪や頭痛など、主な疾患に使える漢方薬をまとめました。また、それぞれの疾患で、症状によっては選ぶべき漢方薬が違ってきますので、できるだけ詳細に症状や原因に応じたおすすめの漢方薬を選んでみました。ぜひ参考になさってください。

風邪

初期

桂枝湯（けいしとう）：汗が出ている、体力が落ちている、幼い子ども

葛根湯（かっこんとう）：汗が出ない、微熱、首筋のこわばりやゾクゾク感、軽い鼻水、軽い喉の痛み、軽い頭痛や頭重

麻黄湯（まおうとう）：汗が出ない、節々が痛い、高熱、咳

銀翹散（ぎんぎょうさん）：軽い喉の痛み、軽い声枯れ

中期

※「初期」に葛根湯、麻黄湯を飲んでいた方は、汗が出たら止める。
・微熱が続いていたら葛根湯、高熱が続いていたら麻黄湯を引き続き飲む。

葛根湯加川芎辛夷（かっこんとうかせんきゅうしんい）：鼻づまりがひどい、温めると楽になる鼻水・鼻づまり
小青竜湯（しょうせいりゅうとう）：薄い鼻水、軽い鼻づまり、軽い咳
甘草湯（かんぞうとう）：腫れて喉が痛い、声枯れ
麦門冬湯（ばくもんどうとう）：乾いた咳が続く、痰が絡む
五虎湯（ごことう）：強い咳、痰が絡む・特に温まると咳が強く出て止まらない
※咳止めの強さ…麻杏甘石湯＞五虎湯＞麦門冬湯

後期

清肺湯（せいはいとう）：呼吸がしづらい長引く咳
麻杏甘石湯（まきょうかんせきとう）：長引いて喉がヒリヒリする強い咳
辛夷清肺湯（しんいせいはいとう）：色のついた鼻水、鼻づまり、熱感がある

荊芥連翹湯（けいがいれんぎょうとう）：鼻づまり、目の充血、鼻周りが痛い

竹如温胆湯（ちくじょうんたんとう）：風邪やインフルエンザが治っても咳が残っている、体力が落ちている

病後の体力回復

補中益気湯（ほちゅうえっきとう）：身体や足腰のだるさが残る、力が入らない、食欲が戻らないなど

花粉症

小青竜湯（しょうせいりゅうとう）：タラタラたれる鼻水、軽い咳

葛根湯加川芎辛夷（かっこんとうかせんきゅうしんい）：鼻水・鼻づまり

頭痛

五苓散（ごれいさん）：天気頭痛、二日酔い、梅雨時期・熱中症に伴う頭痛

呉しゅゆ湯（ごしゅゆとう）：偏頭痛、慢性的な頭痛

釣藤散（ちょうとうさん）：冬、寒さ、イライラ、高血圧に伴う頭痛

葛根湯（かっこんとう）：肩こりを伴う頭痛

胃腸

安中散（あんちゅうさん）：ストレスによる胃痛、胃炎、慢性胃炎

半夏瀉心湯（はんげしゃしんとう）：吐き気、下痢、二日酔い、ストレスによる下痢

半夏厚朴湯（はんげこうぼくとう）：吐きっぽい、ストレスで喉が詰まる

六君子湯（りっくんしとう）：ストレスでぐったりしている、食欲不振、胃弱、子ども、身体の線が細い方の胃弱

大柴胡湯（だいさいことう）：体力がある、がっちりした体型の方の便秘、高齢の方の便秘

便秘・痔

大黄甘草湯（だいおうかんぞうとう）：腸の動きが悪い便秘
麻子仁丸（ましにんがん）：硬い便
乙字湯（おつじとう）：痔の痛み、炎症の緩和

女性の悩み

加味逍遙散（かみしょうようさん）：身体の線が細い、生理不順、PMS、動悸、いろいろな訴えがある
当帰芍薬散（とうきしゃくやくさん）：細身〜中肉、体力普通、冷え性、生理不順、生理痛、ホットフラッシュ、めまい、動悸
桂枝茯苓丸（けいしぶくりょうがん）：がっちりした体型、体力あり、ドロッとした経血が出る、生理痛、イライラが強い、めまい、動悸
以上を「3大女性漢方薬」と言います。女性の悩みにはまずいずれかを試してみましょう。

疲れ・メンタル

補中益気湯（ほちゅうえっきとう）：病中病後、夏バテ、食欲減退、やる気が出ない

苓桂朮甘湯（りょうけいじゅっかんとう）：めまい、動悸

半夏厚朴湯（はんげこうぼくとう）：ストレスで喉が詰まる、咳が出る、吐き気、不安

酸棗仁湯（さんそうにんとう）：体力低下、思い悩んで眠れない

加味帰脾湯（かみきひとう）：体力低下、疲れすぎて眠れない、精神的にぐったり、神経質

桂枝加竜骨牡蠣湯（けいしかりゅうこつぼれいとう）：神経質、動悸、冷えがある、眠りが浅い

柴胡加竜骨牡蛎湯（さいこかりゅうこつぼれいとう）：体力がない、疲れ・ストレスが強い、イライラ、動悸、眠りが浅い

抑肝散（よっかんさん）：イライラが止まらない、怒鳴る、わめく、暴力を振るうなど

抑肝散加陳皮半夏（よっかんさんかちんぴはんげ）：イライラと落ち込みが繰り返される

皮膚トラブル

十味敗毒湯（じゅうみはいどくとう）：化膿、ジュクジュク、アトピー性皮膚炎

黄蓮解毒湯（おうれんげどくとう）：顔にできた赤いニキビ、化膿したニキビ

清上防風湯（せいじょうぼうふうとう）：顔〜背中にできたニキビ、思春期などの皮脂の多いニキビ

当帰飲子（とうきいんし）：乾燥、四肢に粉が吹く肌、かゆみ

温清飲（うんせいいん）：乾燥、炎症が強い、かゆみ、手湿疹、高齢の方のかゆみ

薏苡仁（よくいにん）：肌荒れ、イボ

紫雲膏（しうんこう）：塗り薬。ただれ、炎症、しもやけ、かぶれ、かゆみ

その他、よくある生薬

市販の漢方薬の処方は、生薬が組み合わさってできています。

ここに記載した生薬は、漢方処方だけでなく、栄養ドリンク剤・鼻炎薬・風邪薬などにも配合されているものです。知っておくと何かと便利ですよ。

甘草（かんぞう）：炎症を抑える
芍薬（しゃくやく）：痛みをしずめる
細辛（さいしん）：身体を温める
茯苓（ぶくりょう）：精神安定作用
羚羊角（れいようかく）※動物性生薬、ウシ科動物のツノ：精神安定作用
当帰（とうき）：血流を良くする
人参【高麗人参】（にんじん）：体力アップ、自律神経の調節
麻黄（まおう）：気管支を拡げる
生姜（しょうきょう）：身体を温める
牛黄（ごおう）※動物性生薬、牛の胆石：動悸など　※非常に高価

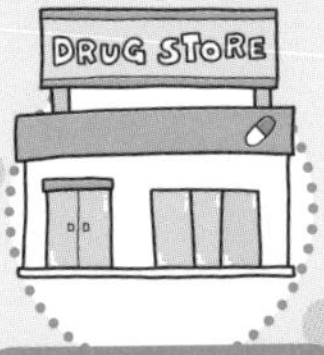

知っ得COLUMN

介護の現場で使われている漢方薬

以前、認知症などで暴れたり暴力を振るうなどのトラブルには、「強い安定剤を飲ませる」「拘束する」などの手段が用いられてきました。この漢方薬が使われるようになってからはそのようなトラブルが激減したと聞いています。

その漢方薬とは「抑肝散《よくかんさん》」です。「肝臓には解毒作用がある」というのは西洋医学の考え方ですが、東洋医学では「怒りが肝臓に溜まる」と捉えます。暴れる・暴力を振るうなどは「怒りが身体に溜まっているから」と考えた医師がこの漢方薬を使い始め、その効果の高さから瞬く間に広がりました。

今は介護施設だけでなく、精神科、小児の発達障害、神経内科、普通に暮らす人の「怒り」の緩和にも効果ありとして、ドラッグストアでもおすすめする漢方薬の1つになりました。「1日中イライラする」と訴える方に販売して「イライラがおさまった！　ありがとう！」と感謝されたこともあり、多くの方に試してみてほしい漢方薬の1つです。

また、眠れない患者さんに「みかんを薄皮ごと」食べさせたら眠れるようになったという研究報告もあります。「陳皮」という生薬の力を応用させたものですね。

植物の力が見直されるようになって身体に負担がかからない医療が増えていくのはとても良いことですね！

おわりに

ＡＩ（人工知能）が、一般の私たちにも簡単に使えるようになってきた、２０２４年。「ＡＩに仕事を取られるかも……」。そんな会話がなされるようになった今。ドラッグストア業界にもその波がやってきており、「市販薬を選ぶｗｅｂサービス」も登場しました。


ＡＩを使って自分で薬を選べる時代になり、オンラインで薬も買えるようになれば、薬剤師は要らない？

登録販売者は要らない？

そうなのでしょうか。


私が薬剤師になった35年前、ドラッグストアという形態がなかったことは本書にも書いてありますが、その頃の私は「薬が全て」とまで思っていました。

それがこのような本を書くくらいセルフケアについて考えるようになったのは、私自身が多くの病気にかかってきたからなんです。
私はまるで人体実験するかのように、さまざまな病気を経験してきました。

花粉症とは30年以上のお付き合い。頭痛に悩まされ、更年期障害の程度は医師に「よく仕事できましたね」と言われるほど重症でしたし、精神性の疾患も経験しました。
私はこれらの病気に向き合い、治療していくうちに、セルフケアの重要性に気づいていきました。

病気にかかっていなければ、正直ドラッグストアで直面する、多種多様なお悩みに対応することは不可能だったでしょう。まるでそのためにたくさんの病気を経験したのではないか、とさえ思えるほどです。

例えばAIに私と同じような病気の経験を記憶させたところで、それをお客様の症状に適切に適用し、時には応用してアドバイスしたり薬を選ぶことができるでしょうか？
将来的には可能になるかもしれませんね。けれど少なくとも今は、まだまだ難しいでしょう。

お客様は「人間」と話をしたいのです。

薬を選ぶこと、アドバイスすることだけが私の仕事ではありません。そこには共感、癒し、救いといった人間としての性質が存分に生かされています。

「話を聞くだけで、顔を見るだけで楽になる」と、私が言っていただける所以がそこにあります。

おかげさまで、地域で私の名は知られるようになり、店頭に立てば「薬剤師さんに話を聞きたい」と呼ばれることが多い毎日になりました。寺ちゃん、と愛称で呼んでくださるお客様もいます。

ですが、私が店頭にいられる時間には限りがあります。そのことは最初からわかっていましたので、私は登録販売者を教育しようと思い立ち、職場の理解も得て教育に注力し、スーパー登録販売者を育て、今に至ります。

薬剤師の皆さんへ

皆さんは市販薬について相談されたら答えられますか?

もし「NO!」なら、今からでも遅くありません。ドラッグストアに行き、陳列しである医薬品の箱を手に取ることから始めてください。皆さんが思うより、市販薬は奥が深いものです。

そして、できればセルフケアの指導もできるようになってください。薬は薬だけでは本領を発揮しないことは皆さんも重々わかっているはずです。それが患者さんのみならず、皆さんのキャリアにもきっときっと！　役立つに違いありません。

登録販売者の皆さんへ

「資格を取れば有利」「会社で取るように言われたから」そのような理由で登録販売者になった人も少なくないでしょう。そうしたなか、実際の仕事についたら資格はあまり役立たないな、と思っていたりしませんか？

日本で登録販売者の資格を持つ人は非常に多く、その大半が資格を活かしきれていません。ですが10年以上、登録販売者の教育に携わってきて思うのは、しっかり勉強し実践を積めばお客様に頼られるスタッフとしてのやりがいを得られる資格だということです。

本書が皆さんの持つ資格の本当の意義を思い出させ、勉強に役立つことを願っています。

日本はまだまだ、自分の健康を医師に委ねる方が多い国です。もっともっと自分の身体に責任を持ち、処方される薬、売っている薬、すすめられるもの、身体への影響、メリット・デメリットを判断できるようになりましょう。

ひとりでも多くの方のお役に立つべく、私は今日も店頭に立っています。

最後になりましたが、薬剤師になると決めた時に応援してくれた母、「薬剤師になって良かったな」と言ってくれた父に、「ありがとう！」を言わせてください。

学んだ東邦大学薬学部では多くの素晴らしい師と出会い、やりがいと楽しさに満ちた大学生活を送ることができました。一緒に学んだ友人たちと遅くまで実験室で頑張った記憶は今の私のメンタルを支えています。

また、私の病気の治療とセルフケアのご指導に親身に関わってくださった医療機関の先生方には本当にお世話になりました。この場をお借りしあらためて感謝します。

最後の最後に、この本が世に出るまでにたくさんの方のお世話になりました。

「出版オーディションにチャレンジしませんか？」と言ってくださったアイドニクス合同会社代表社員二階堂友美さん。クローバー出版の編集の蝦名育美さん、嶋崎千秋さん。「是非に！」との願いを聞き入れてくださったイラストレーターの菅原おさやまるさん、床山すずりさん、ホリベユカリさん。

出版メディア相談室でお世話になった藤沢あゆみさん、戸田美紀さん、仲間のみんな。特に藤沢あゆみさんにはオーディションからずっとサポートしていただき心強かったです。

それから、同時期に出版に向き合ってきたニー亜紀子さん、小川みどりさん。他にもここに書ききれない、たくさんの人、環境のおかげでこの本ができあがり、無事に出版することができました。

ここにあらためて感謝し、今後も引き続きのご縁をいただきますよう、何卒お願いいたします。

2024年5月吉日　寺脇令子

書籍
ご購入特典

カリスマ薬剤師が特別な“あなた”に教えます！

「本当によく効く！
症状別おすすめ商品一覧」
プレゼント

『カリスマ薬剤師が伝授！　薬選びのコツがわかる
お気に入りドラッグストア 活用術』を
ご購入いただき、誠にありがとうございます。
皆様への感謝を込めて、本書では書けなかった
「本当によく効く！症状別おすすめ商品一覧」を
特典としてプレゼントさせていただきます。
特典は下記QRコードから
ダウンロードできますので、
あなたの薬選びに、ぜひお役立てください。

参考文献 ※順不同

株式会社ツムラ
https://www.tsumura.co.jp/

クラシエ漢方セラピー
https://www.kracie.co.jp/ph/k-therapy/

厚生労働省
https://www.mhlw.go.jp/index.html

『女は人生で三度、生まれ変わる―脳の変化でみる女の一生』

（ローアン・ブリゼンディーン／草思社）

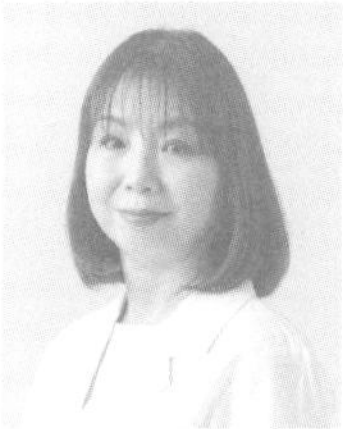

寺脇令子（てらわき・れいこ）
薬剤師

ドラッグストア薬剤師歴15年。相談件数は３万件を数える。

小学一年生の頃、病院で見かけた薬剤師に憧れる。自立した女性になれる職業として薬剤師を志す。

大学卒業後調剤薬局へ就職するも、調剤薬局の経験だけでは薬剤師として不十分だと感じ、健康について相談されたとき何でも答えられる日本一の薬剤師になろうとドラッグストアに転職。自身のスキルアップのみならず、登録販売者の育成にも力を入れる。

ミッションは、全国のドラッグストアのレベルを上げ、WHO の定義である「自分自身の健康に責任を持ち、軽度な身体の不調は自分で手当てする」というセルフメディケーションを通して日本人の健康意識を高めること。

2024年現在、山梨県内にてドラッグストア勤務。

日本で数少ないドラッグストアに常駐する薬剤師として日々奮闘中。店に来られない人が薬や健康について相談できる窓口も開いている。

装丁・本文デザイン／野口佳大
表紙イラスト／菅原おさやまる
本文イラスト／床山すずり、ホリベユカリ
組版／白石知美、安田浩也（システムタンク）
校正／永森加寿子
編集協力／嶋崎千秋
編集／蝦名育美

カリスマ薬剤師が伝授!　薬選びのコツがわかる
お気に入りドラッグストア活用術

初版１刷発行 ● 2024年5月24日

著者

寺脇令子

発行者

小川泰史

発行所

株式会社Clover出版
〒101-0051 東京都千代田区神田神保町3丁目27番地8 三輪ビル5階
Tel.03(6910)0605　Fax.03(6910)0606　https://cloverpub.jp

印刷所

モリモト印刷株式会社

ISBN978-4-86734-214-5　C0047